解健
碼康

閔傑輝的

Jeffrey H. Mindich ——

著

自序
樂於分享抗老逆齡的正確健康知識

　　寫一本有關健康的書，這個想法在我心裡盤旋許多年；在一般人眼裡，我是個媒體工作者，還寫過幾本包括英語學習的書，都很暢銷。其實，成為一個健康產業工作者，是我從年輕時就有的想法，熟識我的人都知道，我非常注重養生，也有源源不絕的健康常識可以分享。

　　說一下我的故事吧，17 歲的我，還在唸高中，當別的同學沉迷於舞會和球賽時，我就自願在有機食物合作社當義工，研究這些有機食材；大學唸的是漢學，也曾在波士頓研習中醫學，當時跟被稱為「日本長壽之父」的久司道夫親自學習如何從飲食預防疾病。剛來台灣時，拜師於中西醫學博士楊維傑門下，楊老師是兩岸開放醫學交流後，最早一批被大陸邀請到對岸講課的權威學者。

　　我在台灣從事媒體工作多年，同時也是專欄作家，在工作之餘，仍繼續鑽研我最感興趣的健康醫療。於媒體退休之後，就全心全意投入健康領域，持續出國進修，取得一些知名國際認證，同時也投入很多時間整理最新健康資訊。

　　在這個過程中，發現健康資訊相當多，卻很混亂，甚至互相矛盾；到底吃低脂食物健康呢？還是低碳水化合物飲食法才對呢？報導說維生素 E 有保護心血管的作用，但不久後又被推

翻；之前專家一直警告要避免攝取過多飽和脂肪，近幾年又有報告顯示飽和脂肪無害，該怎麼辨別呢？

這些差異有的來自研究本身的設計、有的因為媒體報導的解讀不同、其中當然也不乏網路的「以訛傳訛」。這些看似南轅北轍的資訊，把一般人搞得團團轉，甚至為不正確的健康知識付出代價。

不過，對我這個資深媒體工作者而言，要判斷真相並非難事，我曾經製作過許多深度報導，有的還得過獎，也提名金鐘獎，從大量資料中追根究柢，本就是媒體工作者的本色。我釐清這些龐大資訊的原則是，以最權威的研究報告出發，加上我多年對健康及中西醫學的研究心得，以深入淺出的方式，為讀者整理出最精準的健康知識及實用方法，這就是閔傑輝的「健康解碼」。

我當年在波士頓跟久司道夫老師學習時，當時醫學界不怎麼認同用飲食等方法來預防及控制疾病，然而時隔多年，許多一級醫療單位不但在研究及推廣 "Integrative Medicine," （整合醫學），也把一些「自然療法」列入正統醫療知識。現在在國外，有許多正統的醫師以飲食、運動等方式來指導病人如何預防及治療疾病。

出生於 19 世紀中期的愛迪生，不但是個知名的發明家，也

是個養生家，他出生在 1847 年，當時平均壽命不過 30 幾歲，他卻活到 85 歲。愛迪生 100 多年前曾經說：「未來的醫生不會給任何藥物，卻會向他的病人介紹如何照顧骨骼，正確飲食，並讓他們瞭解疾病的原因及預防。」雖然愛迪生的想法尚未完全實現，但確實現在的醫學已經在往這個方向發展了。

健康議題受到重視，也是代表健康意識崛起，但一定要從多方面來著手，如果單一懂得健康飲食，卻不瞭解紓解壓力，一樣無法達成健康的目標，因此本書採取全方位的觀念，離不開的主軸是正確飲食法、適當的運動及即時紓解壓力的方法，但也探討許多往往被忽略很卻重要的健康元素，包括；睡眠、代謝、心血管的健康、環境毒素、陽光、水、空氣等。第二個章節提到的關於腸道菌叢，是個很新的研究領域，越來越多的研究顯示，腸道健康對全身健康的影響比我們想像中的還重要。

到底怎麼樣稱得上健康呢？前一陣子，美國今日新聞有個主題報導說：「我們活得比以前久，卻活得越來越不健康。」若從一些權威的統計來看，一點都不假，例如華盛頓大學健康指標與評估中心統計，全球人口稱得上健康僅僅 4.3%，換言之 95% 以上的人不健康，聽起來會不會有點驚人呢？

世界衛生組織對健康的定義為：「不僅消除疾病或虛弱，而是體格，精神與社會之完全健康狀態。」從這個角度來看，

沒有生病並不代表健康，那麼不生病卻不健康又是什麼？我們稱為「亞健康」，用較通俗的名稱就是「小毛病多」，例如：睡得不好、習慣性便祕、腰痠背痛、精神不振、或一些檢測指標不正常，包括：三酸甘油脂、血糖或膽固醇。許多大病都不是一夜之間形成的，有時候這些亞健康的症狀就是個警訊，即使亞健康沒有演變為重病，一定會讓我們的身體提前老化，也往往對生活品質造成影響，因此不能小看這些「小毛病」，務必以適當的方法來預防。

　　俗話說：「生、老、病、死」，不過最新的醫學研究告訴我們，「老」及「病」的程度及速度是可控的。本書第一個章節很明確的陳述，我們的健康絕對不是基因「命定」的，可以有相當的空間來支配自己要的健康狀況！有時候覺得「健康」兩個字很抽象，如果把它說成「無病痛、常保年輕、美麗及快樂」也許較具體一些吧，而透過書中簡易的方法，希望大家都可以達到健康的境界！

關傑輝

目錄
CONTENTS

ALTH

目 錄
CONTENTS

HEALTH

第 1 章

基因是一齣可以導演的戲

基因可以比喻讓子彈上了膛，
但是生活習慣才扣扳機。
——奧茲博士（美國名醫）

越長壽卻越不健康的迷思

你聽過 Google 的前工程總監 —— 雷‧科茲維爾（Ray Kurzweil）嗎？

他是個知名的發明家，對養生頗有主見，他曾經每天吞 250 顆營養補充品（現在略節制些，降至 100 顆）及每週靜脈注射維生素和膳食補充劑。他非常相信不久醫學會戰勝疾病及衰老，而他認為只要拖到那天，人就會長生不老。

人類追求長生不老，科茲維爾不是首例；早在 2 千多年以前，秦始皇為了長生不老，就曾派遣 6 千多人浩浩蕩蕩出海，前往神祕蓬萊仙島尋找長壽藥物。之後，人類始終在尋找延長壽命的方法，不過一直到了 19 世紀末仍然落空，進入 20 世紀時，人類平均壽命為 32 歲，跟秦始皇時代其實差異不大。

不過，有些諷刺的是，在過去 70 多年間，人類平均壽命卻開始不斷成長，已經超越過去 4 千多年來所有增長的壽命。從 20 世紀中期開始，人類平均每 4 年就會增加 1 年壽命，若要用天數計算，每天平均壽命會增加 6 個小時。1906 年，台灣人平均壽命為 29.7 年，是全世界壽命最低的地區之一，但目前台灣人平均壽命卻已超過 80 歲，和其他的先進國家差不多。

2018 年底，英國知名期刊《刺胳針（The Lancet）》發表一

篇研究指出，到了 20 年後的 2040 年，包含：日本、西班牙、新加坡……等先進國家，人口平均壽命會超過 85 歲；除此以外，超過百歲的人瑞人數也會持續激增。依據聯合國在 2015 年統計，全球約有 50 萬名人瑞，比起 1990 年增加 4 倍，到了 2050 年，估計人數有可能衝到 360 萬人。

我們無意間碰上了延長壽命的祕密

為什麼老祖宗們花了幾千年無法尋獲的長壽祕訣，會在 20 世紀後短短不到一個世紀，就被找到了呢？事實上，不能用「找到」這個字眼，應該說是無意間讓我們「碰上」了；剛好，上個世紀起社會環境衛生條件的改善，以及抗生素的發明，有效地控制傳染病。同時，先進國家人民營養大幅提升，提高人體抵抗力，接著人民生活水準提高，有能力獲得醫療資源治癒疾病，也是人類能長壽原因之一。

雖然近百多年來人類平均壽命增加不少，但並不代表過去好幾個世紀每個人都很短命。過去，在衛生不好及沒有抗生素的情況之下，傳染病猖獗的確是奪命禍首，尤其是小孩。總體來說，小孩子免疫力較差，過去在傳染病的威脅之下，3 個小孩出生，其中 1 個會活不到 5 歲，因而拉低平均壽命。至於存活下來的成年人，他們的餘命通常會比平均壽命高出許多。

　　第一個世紀的古羅馬作家老普林尼，在其重要著作《博物誌（Naturalis Historia）》中，有一篇完整章節都在敘述長壽這件事，許多長者壽命都超過 100 歲。有一位女性活到 115 歲，還生了 15 個小孩；一位女演員 100 歲時，還登台表演。

活得久就可以過得幸福快樂？

　　從統計數字來看，目前要活到 80 歲並不難，但**人類面臨的挑戰不是長壽，而是更加健康的生活**。研究證據清楚顯示，**雖然壽命已經延長，但是隨之面臨的問題是，疾病及殘障失能的時間也會跟著延長。**

　　在先進國家，死於霍亂、肺結核的人幾乎不存在，反而多半死於慢性病；以糖尿病為例，全球已經超過 4 億人口罹患糖尿病，台灣人糖尿病人口更是高於世界平均。糖尿病會帶來不少改變生活的併發症，像是視力減退或失明；造成日常生活的不便，嚴重影響生活品質，甚至帶來社會負擔。

　　再以癌症說明，全球罹患癌症的人數日益增加，致使世界衛生組織（WHO）發出警告，世界各國得立即採取防範癌症擴大的行動，以免未來發生「癌症海嘯」。在台灣，癌症是 10 大死因榜首，而且即使癌症病患沒有因死於疾病，但對生活品質的影響也是劇大的。

　　對於能夠幸運的躲過糖尿病、癌症及心血管疾病（台灣 10 大死因的第 2 名）的老年人來說，大多數還是會經常面臨摔倒、關節病變或肌肉無力導致行動不便……等問題。還有失智症的發生，最終可能演變成老年失智症、阿茲海默症。2015 年，全球已經約有 5 千萬人罹患阿茲海默症，而且據統計每過 20 年，罹患人數還會再加倍。

只有好死或賴活的選擇？

　　年老後要面對健康退化問題，也不是現在才有，老普林尼早有說明，大自然給予一個人最大的福氣是不要活太久，因為到了一定年紀後，五官會變遲鈍，四肢不聽使喚，而我們仍然在人間，但視力、聽力、腿部、牙齒及消化器官卻都會先「掛了」。

　　很少人會同意短命是一種福氣，但是活得長久，最後還是得面臨身心折磨的「賴活」，也不是我們很期待的。也有些人認為「到了晚年，身體某一個程度的衰退有所難免」的論述。無論這項說法正確或不正確，令人擔憂的是，許多人身體要承受衰退及病痛的折磨，已經不是晚年之事。

　　世界衛生組織指出值得憂慮是，慢性病如：糖尿病及心臟病，已經成為一個趨勢，除了罹患人數快速的在攀升，並且發

病年齡也逐漸下降。以大腸癌為例，年輕病患的死亡率不斷增高；另外，成人糖尿病，本來如其名就是成人專屬的，也被逼著要改名，因為有 10 歲的孩子也開始出現這種病症。還有不少是老年專屬的毛病，原先是到了 60 或 70 歲才會出現的症狀，例如：失眠及睡眠障礙、肩頸和腰部慢性疼痛，以及白內障等，也開始發生在正為全盛時期的青壯年身上。

基因沒病，但我們的環境及生活變了

世界衛生組織近期提到，進入 20 世紀中後期，人類環境及生活習慣均有急遽變化，最大改變就是飲食習慣，最早是從先進國家開始，慢慢影響到開發中及未開發國家，過去以植物為主的傳統飲食習慣，迅速被高脂肪及高熱量食物替代。

缺乏運動也被認定是影響健康的重要因子，不論是先進國家或發展中國家，生活方式都逐漸轉為靜態的久坐不動。若再加上一些其他對健康的風險因子如：抽菸，各種因素交錯影響下，即會產生「乘數效應」，加速提高慢性病發生機率。

更何況我們現在處在一個生活壓力及環境汙染空前巨大的世界，種種因素讓我們的健康快速又提前往下走，是可以理解。從某一個角度來看，若與過去傳染病盛行年代相比，現在的我們活得是比較長壽，但是活得不怎麼健康。

專題	向人瑞學習長壽之道

　　即使現代人的健康明顯亮紅燈，卻仍有少部分人活得健康且超過 100 歲，這不免引起很多人的好奇，為什麼他們可以逃過慢性病的折磨？是否該看看些百歲人瑞的日常生活，讓我們可以從他們身上學到長壽祕訣？

　　有記載以來，全球最長壽的人瑞是來自法國的珍妮‧卡爾芒（Jeanne Calment），活到 122 歲，1997 年過世；令人訝異的是，117 歲的她還在抽菸。還有一位原住在美國德州的理查‧奧華頓（Richard Overton），曾是美國年齡最高的男士，以 112 歲高齡於 2018 年 12 月去逝，他是美國最年長的男性，每天都要抽雪茄。另外一位是 1899 年出生，跨過 3 個世紀的蘇珊娜‧瓊斯（Susannah Mushatt Jones），2016 年以 117 歲高齡過世，生前自稱每天從早上開始，整天都要吃培根。

　　難道長壽祕訣就是抽煙、抽雪茄、吃培根，這些不是世界衛生組織指定的致癌物嗎？抽菸及吃加工肉品確實是致癌因子，而這 3 個個案似乎印證了一般人的想法，「只要基因好，無論生活習慣怎麼樣都無所謂！基因不好，就認命吧！」但事實上，或許這 3 人不過是個案，不能代表什麼。

　　但是到底有沒有人有系統性地專門研究長壽祕訣呢？答案是「有的」。美國紐約愛因斯坦醫學院老化研究中心主任尼爾‧

巴茲萊（Nir Barzilai）花了 10 多年時間，研究 600 多名人瑞的健康，發現他們健康狀態良好，罹患各種疾病的時間比一般人延後。但令人驚異的是，根據巴茲萊陳述，在他研究中有接近半數的人瑞抽菸，身體肥胖，不特別注重飲食，也沒有運動習慣。這似乎又證明基因好就是會長壽，不過這件事還有下文。其實，巴茲萊不是在研究人瑞的生活習慣，而是要瞭解他們的基因，而他的研究結果實際上隱藏了一個重大訊息。

這些人身上有 3 個特別的基因：一是**讓高密度膽固醇（好的膽固醇）比一般人高的基因，二是有控制血糖基因，可以避免胰島素阻抗及糖尿病的發生，三是有可以降低 8 成阿茲海默症發生率的基因**；目前阿茲海默症已證實對高齡族健康有重大的威脅。巴茲萊發現因為有這 3 個基因的關係，這些人瑞可以避免掉不少對人類生命巨大威脅的危險因子，因此活得久，又活得健康。

那麼，對我們一般不見得有長壽基因的人，巴茲萊的研究到底有何意義呢？因為這些人瑞基因給予他們保護健康及預防疾病的效果，很多研究顯示，多數的人都可以透過生活習慣包括：飲食、運動、注重睡眠……等方法，達成類似的效果。當然，不像有了長壽基因的人這麼輕鬆，但是至少可以知道，基因不是決定一切，並且健康及長壽也不是少數人的專屬。

健康並非是基因命定的

21 世紀初，跨國跨學科的科學家發表「人類基因組工作草圖」後，我們開始瞭解單一基因的差異性，可以讓人傾向某一些特定疾病；有時候因某些傾向很強烈，可以解釋為什麼會讓小孩或剛出生嬰兒，甚至未出生的胚胎將疾病基因展現無遺。不過，從統計角度來看，強烈疾病基因傾向的比例非常小，如果你已經長大成人了，並沒有遇到重大基因疾病，專家表示這時大致上就不必擔心一些無法改變的基因疾病。

有些遺傳特徵是基因是命定，例如：頭髮及眼睛的顏色，但對多數的疾病來說，不是基因命定的。眾所周知，同卵雙胞胎即使有某一個疾病的遺傳傾向（就是基因傾向）；但是，如果從小分開在不同的家庭裡長大，其中一個發病而另外一個卻不會，可見遺傳傾向不是絕對的。

為何 DNA 無法決定我們的健康

如果基因不是絕對的，那究竟是什麼因素讓基因傾向展現呢？答案來自於最尖端的領域「epigenetics」，epi 的意思是「在⋯之上」、「除⋯之外」，genetics 翻譯成遺傳學、基因學，epigenetics 翻議成中文是「表觀遺傳學」，也有其他的翻譯，像

● 科學見證 ●

　　2018 年美國史丹福大學發佈一項進行一年的研究，針對是否有些人因為基因的不同，而採取不同減肥飲食法會不會比較容易減重。於是該項研究找來 609 名肥胖成人，進行隨機對照實驗；參加者會先經過基因及胰島素阻抗的檢測分析，接著隨機分配至「低脂肪或低碳水化合物的飲食計畫」。

　　最先做的檢測分析是要瞭解 609 名參與者對於脂肪、碳水化合物的代謝狀況，計畫結束後，不論他們的基因是如何，有沒有胰島素阻抗問題，或是吃了低脂肪、低碳水化物，每個人平均都瘦了 5 至 6 公斤。研究團隊的結論是，吃的食物無論是量或質，不是個人的基因決定到底減了多少體重，反而是吃了最多的蔬菜、最少加工食品及含糖食物，才是減重成功的關鍵。

資料來源：美國醫學協會期刊，2018 年

是：表遺傳學、外遺傳學、擬遺傳學或後遺傳學。

　　2010 年 1 月 18 日，表觀遺傳學刊載在全球暢銷且具影響力的《時代雜誌（TIME）》封面，該雜誌讀者以知識菁英及意見領袖為主，斗大標題「**DNA 無法決定命運（Why Your DNA Isn't Your Destiny）**」，為表觀遺傳學做了最佳註解，打破傳統對於基因表現的詮釋。而且從時代雜誌報導 10 年來，這方面的研究更加熱門，依此論點做為未來人類治療疾病及健康管理的重要依據。

　　簡單來說，表觀遺傳學是指一些生物體身體的變化，不是

因為基因密碼的改變，而是基因的展現。意思是說，**某一些基因會有特定「好」或「不好」的特質，而這就是它的傾向，那麼基因會依據某些情況，或許會展現特質，也可能不會展現，**好比基因本身有一個開關。到底基因特質會不會展現需視條件而定；就像種子撒在土壤中，如果陽光充足、水分充沛，種子就會發芽開花，如果沒有成長條件，幾十年都不會有動靜。

國家地理雜誌曾經播出「沙漠與花」專輯，有一處沙漠 30 年來沒有下過雨，一次上游山區降下滂沱大雨，雨水流入沙漠河底，本來埋在枯竭土壤下的 30 年種子，不到 3 天時間，就開始發芽，而快速的開花。我們想關閉不好基因的作法也一樣，不要提供條件，就會永遠不展現。

不是所有的基因特質都是不好，但在不好情況下，一些對我們有益的基因會被關閉。表觀遺傳揭露出傳統基因無法解釋的特例，讓我們瞭解基因不是命中注定的。以阿茲海默症為例，一般人的基因可能不如前文提到的巴茲 • 萊研究的人瑞一樣優秀，但可以降低 8 成阿茲海默症的發生率。美國阿拉巴馬大學「阿茲海默症風險評估暨預防計劃」主任大衛格德馬赫（David Geldmacher）表示，我們無法選擇自己的基因，但是個人可以掌握許多因素，並降低不少風險，他評估能夠降低 75％阿茲海默症發生率。

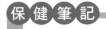

它長，我們的壽命也長

　　我們細胞染色體（DNA）的末端有個很特別的東西，叫做「端粒」，是由許多重複的 DNA 和 RNA 片段組成的序列，在我們細胞複製的過程中，可避免染色體末端的基因受到破壞，或者不小心接上其他染色體或基因序列。每次的 DNA 複製，端粒就會減短，當端粒太短時，細胞就會自然凋亡以免錯誤複製。

　　研究端粒獲得諾貝爾生理學或醫學獎的伊麗莎白・布萊克本博士（Elizabeth Blackburn）說：「**多年來有不少研究證實，端粒變短及生理老化有直接關係，如果端粒能夠保持長度，細胞的老化就會延緩。**」令人興奮的是有研究證明，透過生活習慣，包括飲食、運動及壓力管理，可以預防端粒減短的速度，甚至讓它再長長。

如何操作基因開關

　　要實際解釋表觀遺傳的機制有些複雜，而部分控制開關的因素來自甲基化，科學細節不再多做說明；相信讀者更感興趣的是，「什麼事情會決定某一個基因會展現基因特質，尤其是不好的基因，我們期待它不被打開」。有好多因素與基因展現有關，例如：飲食、運動、睡眠……等多項習慣，以及空氣汙染、環境毒素等，就連母親在懷孕階段的身心狀態，都會影響胎兒出生後的基因展現。

表觀遺傳最知名的案例是**荷蘭「飢餓嚴冬（Hunger Winter）」**。當時正值第二次世界大戰尾聲，荷蘭西部地區嚴重缺糧，使得德國占領區 45 萬人，每人每天平均攝取的熱量約為平日攝取量的 30%，甚至不到這個數字，因而約有 2 萬人死於饑餓。捱過飢餓嚴冬的孕婦，所生下來的孩子也都受到影響。

懷孕末期遇到飢餓嚴冬，出生的嬰兒體型會瘦小，會有營養不良的後遺症，這是可以預見的事，但科學家們意外發現，如果飢餓嚴冬結束時，孕婦是懷孕早期，未來生下來的小孩和同母生的弟弟、妹妹相較，都有肥胖問題。

專家認為，這是基因為了面對饑餓，透過甲基化關掉部分與代謝有關的基因，讓胎兒的代謝變得緩慢，來節省熱量及能量的消耗，不過出生後因為基因的展現，代謝還是維持緩慢狀態，即使食物攝取量沒有比別人多，身體就會變得肥胖。

研究發現，除了生理會影響基因展現之外，就連精神狀態也會有很大的影響。有一位美國的孕婦，在 911 恐佈攻擊事件中，聽到飛機衝撞世貿雙子星大廈倒塌聲音，整個人驚嚇不已，女兒出生後，即使沒有親身經歷 911 事件，但每次聽到有撞擊聲，也會出現極度驚嚇情緒，意味著環境會影響基因展現。更不可思議的是，有一些小白鼠的研究顯示，表觀遺傳的影響會延續到第 2 代或第 3 代。

● 科學見證

　　美國埃默里大學研究團隊使用一批小白鼠，讓小白鼠聞到化學物質苯乙酮（acetophenone，有點類似香橙花味）味道，每次聞到時就用微量電流電擊一次，讓小白鼠感到害怕，連續 3 天。10 天後再讓小白鼠交配，生下來的小白鼠一聞到苯乙酮，仍然會流露出害怕的表情，而牠們從來沒有聞過苯乙酮，也未曾被電流電過，一樣受到驚嚇，可是聞到其他的化學味道，並不會有任何害怕的表情。更不可思議的是，這些小白鼠生下來的小白鼠，聞到苯乙酮，同樣會流露驚嚇表現，顯示出表觀遺傳至少可以傳到第三代。

資料來源：自然神經科學期刊，2013 年。

人類衰退與健康解碼

　　人類衰老是個很複雜的過程，目前科學尚未完全瞭解所有內容，不過老化的過程，是無可避免，也沒有人可以活到永久，但是可以透過生活方式，讓退化速度及程度緩慢下來，甚至逆轉，因為生活模式會影響包括前文所提及基因的展現在內。

　　當然，預防勝於治療，但更不能忘記我們是活著的生物體，是會退化，也會復原。雖然過去觀念是「許多事情是不可能」，例如：心臟肌肉及腦細胞是不可能再生新的細胞，但現在科學告訴我們是可以的。

　　我們也都知道吸菸會對身體產生巨大傷害及健康風險，但是依據密西根大學研究，戒菸 10 年後，罹癌及罹患心臟病的風

險已經降到與從未抽菸者的情況一樣，從類似研究可以發現，大致上，身體都有療癒能力及改進的空間，只要自己把握一些重要關鍵，就是有希望。

　　我們確實有能力影響自己基因的傾向及展現，但有時候一些外來因素損害到部分的基因或 DNA，包括：放射線或是環境中有的毒物質等，就像一位好導演拿了一本電影劇本，無法掌控或改變一切，卻可以用個人的專業能力詮釋內容，讓劇本表現得更為精彩。而我們也可以成為自己健康的導演，有權利及能力對待個人的健康，因為結局尚未揭曉，而這就是本書及健康解碼最主要的意義及內容。

● 科學見證 ●

　　研究顯示，我們的思想也會影響基因展現。有一項針對阿茲海默症患者的研究，平均年齡 72 歲，計有 5 千名參與者，其中 26％ 的人身上帶有 Apo-E4 基因，這是會提高阿茲海默症發生率的基因。

　　臨床證實，50％ 以上阿茲海默症患者都帶有 Apo-E4 基因，不過這項研究結果發現對老化過程有正面態度，比起消極態度的人得到阿茲海默症比例會減少 50％，這是第一次針對心理因素與罹患阿茲海默症高風險基因之間關係的研究。

資料來源：耶魯醫學院及美國國家老齡研究所，2018 年

| 專題 | 讓你的端粒變長來預防癌症 |

多項研究顯示，端粒的長短與癌症的發病及死亡率有顯著的反比關係：越短越危險。而加州大學舊金山分校的研究團隊，證實透過良好的生活習慣會促進端粒變長。這項研究追蹤 35 位攝護腺癌患者，經過 5 年的飲食、生活方式等改變，讓端粒增長。

這個結論是首次有研究發現生活方式可以改變端粒。即使沒有罹癌的一般人，這代表若保有良好生活習慣，可以逆轉時鐘，提高壽命。這 35 位癌症患者增長端粒的方法如下：

飲食習慣方面：全面採用植物性食物，全穀類，包括：蕎麥、野米、藜麥、燕麥等，豆類，像：鷹嘴豆、扁豆、黃豆等、高纖蔬果，堅果，如：核桃、杏仁果、芝麻……等為脂肪來源。不吃任何加工食品。

運動方面：參與者需從事適度運動，每週運動 6 天，每天散步 30 分鐘。每週會進行一次 60 分鐘的肌力訓練（彈力繩、啞鈴等）。

疏解壓力及情緒管理方面：需採用溫和瑜伽體操、吐納（呼吸）、靜坐、冥想等方法，達到放鬆心情、抒解壓力目的，每天 60 分鐘。

社團支持方面：每週參與一次支持團體的課程，每次 60 分鐘。

以上方法，本書在各章節有詳盡陳述及說明，敬請參考。

HEALTH

第 **2** 章

住在腸道內的
健康小幫手

所有的疾病都始於腸道——希波克拉底

主宰你健康的小東西

　　你聽過一個所謂「被遺忘的器官」嗎？它關係到你全身健康，包括：大腦、情緒穩定、精神狀態、免疫力強弱、睡眠是否安穩……等。近年來研究發現該器官出現失調時，會引起過敏、氣喘、皮膚病、心臟病、糖尿病、憂鬱症、肥胖及各種腸道疾病。這個神妙器官是什麼呢？答案就是住在你的消化道中的腸道菌叢（gut microbiota）。

　　腸道健康其實蠻複雜，不過有不少研究顯示，腸道健康與腸道菌叢健康息息相關，而這些研究都是相當先進論點，且直到近十年來才受到重視，未來將是維護人類健康的重要研究領域。更令大家開心的是，目前我們已經知道如何改進腸道菌叢，以利整體健康及改善生活品質。

人類到底是由什麼組成的？

　　17 世紀商人兼科學家的荷蘭人安東尼・范・雷文虎克（Antony Van Leeuwenhoek）因發明了顯微鏡，成為第一個看到細菌的人，之後的 350 年來，大多數的時間，細菌都被視為人類必須對抗的致病敵人。但是這種觀念與事實不符，目前醫學研究已經承認沒有細菌，人類及其他動物根本無法生存，況且細菌細胞比

人類細胞多出很多。據一些最新的研究，原來人體只有 43% 的細胞屬於人類，而其他 57% 屬非人類的微生物細胞群組組成。另外，人類基因組約由 2 萬個基因組成，但人體中的微生物群組的基因，就約在 200 萬到 2,000 萬個。

　　這些以我們身體為家的微生物群組，大部分生存在人體的消化道。據估計，人類腸道含有的菌種約超過 1000 多種。人體腸道中細菌的功能，非常多元化，除了會幫助我們消化食物、吸收營養，還得維持人體的免疫系統正常運作。當然，腸道中也有害菌，但當身體整體都健康時，好的細菌總會占上風，不會讓害菌作亂。

　　只是，近 1、20 年來，有些證據顯示基於多種因素影響，整體來講，大家的腸道菌叢的健康都趨向不平衡，有些專家認為這或許可以解釋，為何越來越多的人有消化方面的毛病。另外，近幾年較多人的身體也相繼出現各種失調狀況，例如：糖尿病、肥胖、憂鬱症、焦慮，甚至癌症及一些免疫相關的疾病，被認為也可能與腸道菌叢失衡有關。懂得腸道健康對整體健康影響之大，我們一定會想努力保護腸道菌叢的平衡。

大腸不是「垃圾筒」

　　人體整個消化道都含有細菌，但多半是在大腸裡。過去醫

療知識認為細菌全是壞蛋，更視大腸為排泄物儲藏所，好比隨身攜帶的垃圾桶，但隨著醫學研究的進展，卻發現與事實完全不符。大腸與細菌之間產生的互動及效果，真得很奇妙！

　　食物的消化及營養吸收作用多半是在小腸中進行，但小腸卻不會吸收食物中所含的膳食纖維成分。如同對大腸的看法，過去膳食纖維的作用也曾被我們誤解，以前認為膳食纖維只是扮演掃地角色，會將腸道維持排便正常，不過現在發現這僅是膳食纖維所扮演的一部分角色，而非全部作用。

　　事實上，有些膳食纖維還是腸道好菌的糧食，而且好菌會將無法消化的膳食纖維進行發酵，所產生的副產品則有益我們的身體健康。其中之一是短鏈脂肪酸，能夠提供身體能量及所需的營養素，協助身體吸收必要礦物質，包括：鈣、鎂、鐵。

　　同時，短鏈脂肪酸也有扮演調節慢性發炎的作用，可以預防代謝症候群，以及部分癌症，包括：大腸癌。此外，腸道壁只有一個細胞厚度，短鏈脂肪酸可以維持其完整性，一旦腸道壁被破壞了，就會形成腸漏症，未消化完全的蛋白質或廢棄物會進入血液中，引起異常免疫系統的反應。

壞心情要怪細菌嗎？

　　腸道菌叢不只影響生理健康，對心理健康也有相當程度的

● 科學見證 ●

　　腸道菌叢可以產生對人體健康有益或有害的物質，這就要看我們餵給細菌吃什麼。

　　醫學權威克里夫蘭醫學中心（Cleveland Clinic）發現，有些腸道細菌會將紅肉、蛋黃及高脂肪奶製品中含有的膽鹼、左旋肉鹼的胺基酸轉換成三甲胺，進入血液且被肝臟代謝後，再轉換成三甲胺-N-氧化物，該物質是形成多項疾病的致病因子。進入血液中後，會改變膽固醇的代謝，引起慢性發炎，並會在動脈內壁上方形成動脈粥樣硬塊。

　　根據多項研究，血液中三甲胺-N-氧化物濃度很高，會提高心肌梗塞、中風風險及提高早死風險，同時可做為評估罹患心肌梗塞的風險。

資料來源：新英格蘭醫學期刊，2013 年

影響。2011 年有一項劃時代研究，發表在美國國家科學院會議記錄，研究主題是「**腸道菌叢調控大腦發育及行為**」，內容提到腸道菌叢存在的菌種，會影響哺乳動物腦部發展及未來成長後的行為。該項研究是針對小白鼠，但研究結果意味著一樣適用於其他哺乳動物，陸續研究也證實如此，腸道的一切機能對於腦部及情緒都有重大影響。

　　腸道具有非常複雜的神經網路，名為「腸神經系統（Enteric Nervous System）」，又被稱為「第二大腦」。腸道與大腦溝通系統是由腸-腦軸線（gut-brain axis）調控；腦部與腸道彼此聯絡、

相互影響的作用，主要是透過荷爾蒙、神經傳遞質、免疫因子物質擔綱；這些物質會從腸道中釋放出來，直接或透過自主神經元到達腦部。有研究指出，憂鬱症、腸躁症、焦慮症、自閉症、慢性疲勞綜合症等身心疾病，都被認為與腸 - 腦軸線相關。

　　世界知名約翰霍普金斯醫學中心神經胃腸病學科主任傑伊・佩斯加醫師（Jay Pasricha）表示，目前新的研究可以解釋有腸躁症、腸道功能問題的人，罹患憂鬱症、焦慮症的比例，比一般人來得高，他認為這個發現非常重要，因為全球約 30％到 40％的人遲早會發生腸道功能的問題。

　　過去有很長的時間，多數醫界及學界都認為是憂鬱症及憂慮造成腸道問題，但是最新研究卻顯示剛好相反，是由腸道問題所引起。目前，我們也知道，腦部血清素，又被稱做「快樂荷爾蒙」，95％都是由腸道分泌，而當腸道菌叢有問題時，會嚴重影響血清素的分泌。

專題　　　　　我們行為是由自己主導？

　　不用說腸道菌叢會影響身心健康，就連個性也深受影響。世界腸道健康權威，也是加拿大麥克馬斯特大學研究院副院長，斯蒂芬・科林斯（Stephen Collins），長期研究腸道菌叢的重要

性。在他的研究中，發現特別培養的無任何腸道細菌的小白鼠非常魯莽，也不忌諱任何危險行為，接著將正常細菌移植到小白鼠腸道中，結果發現到原來很魯莽的小白鼠行為轉變為非常正常且謹慎。

為什麼小白鼠會有這樣的變化？科林斯提示，被移植到小白鼠身體裡的細菌，因為想要生存，所以跟小白鼠腦部做溝通，藉以改變行為，讓小白鼠變得比較謹慎。科林斯另外又做了一項更不可思議的實驗，分為兩組：一組的品種個性比較溫順，一組是瑞士品種比較好動，有侵略性行為。他將溫順小白鼠的腸道菌叢移植到好動小白鼠的腸道之中。不可思議的事發生了，好動小白鼠的個性變得很溫順。接著，科林斯又將好動組小白鼠的腸道菌叢移植到溫順小白鼠的腸道之中，結果溫順小白鼠個性轉變成與原來瑞士品種的具有侵略性行為。

當然，發生在小白鼠身上的事情，並不代表會一樣發生在人類的身上，但會讓我們想到一些相當有趣的議題：「**身體到底是誰在當家？到底是我們自己，還是在人體內共生的微生物？**」

美國國立精神衛生研究所主任湯姆‧因瑟爾（Tom Insel）表示，該議題對於人類自我意識的研究，具有重大涵意，從DNA角度來看，人體內微生物成分比人類細胞的成分多太多了。

◉ 科學見證 ◉

　　波士頓大學曾經進行一項同類型最大的研究，研究時間長達7 年；共有 2 個組別，一組人數共計 9 萬 7 千名，對象是曾因罹患大腸激躁症求診，因而發現憂鬱症、偏頭痛、纖維肌肉痛的病人。另外一組是對照組，人數計 2 萬 7 千多名，他們並沒有罹患過大腸激躁症。

　　研究顯示：那些曾有大腸激躁症的患者比沒有大腸激躁症的人，罹患憂鬱症比例多出 40％，偏頭痛比例則高出 60％，而纖維肌肉痛，多出 180％。

　　過去，也有些研究人員對於大腸激躁症會影響憂鬱症、偏頭痛、纖維肌肉痛有作聯想，但並沒有這次大規模的研究，來證明其間具有如此的緊密關聯性。

資料來源：BMC 消化內科期刊，2006 年

免疫系統不過是數不完的細菌

為什麼腸道菌叢失衡會引起這麼多疾病，包括免疫系統疾病呢？近幾年出現令人震撼的證據，約翰霍普金斯大學醫學院病理教授丹尼 ‧ 彼得森（Dan Peterson）一針見血地表明：「因為我們的免疫系統絕大多數是在腸道裡面。」彼得森能夠如此堅決的肯定，也是 10 年來的相關研究數量，已經超過從前。

醫學研究人員已經開始瞭解到腸道菌叢對整體免疫功能的重要性，也可以從小白鼠的實驗看出這個關聯，研究員特別培養體內無菌的小白鼠，包括腸道中也沒有任何細菌，結果這些小白鼠完全沒有免疫功能。雖然腸道影響免疫功能的機制解釋起來有一點複雜；但是簡單地說，腸道中不僅會產生及分泌免疫細胞，而且腸道中的微生物會與身體其他控制免疫及代謝功能的細胞，彼此互動連繫。

找不出病因可能就是它

腸道菌叢對人體健康的影響巨大，不少人一定會想知道該如何做，才能讓腸道菌叢達到最佳狀態？回答問題之前，需先理解更基本的問題：我怎麼知道我的腸道菌叢有沒有失衡？

如果你曾被診斷出有消化道的疾病，例如：大腸激躁症、

克隆氏症（Crohn's disease，又稱「局部性腸炎」），自然會有腸道菌叢失衡問題；如果沒有這些疾病，卻常會便祕、腹瀉、軟便、脹氣、消化不良等症狀，也得考慮腸道菌叢失衡的可能。

　　此外，有些毛病也會與腸道菌叢失衡相關，只是一般人並不會做此聯想，例如：

1. 體重太重或太輕

2. 有食物敏感或過敏

3. 情緒不穩定

4. 容易疲倦

5. 關節疼痛

6. 精神無法集中

7. 青春痘或濕疹

　　若你曾為了這些症狀到醫院求診，卻找不出任何病因，也有可能與腸道菌叢相關。英國醫學期刊曾經報導：雖然有一些遺傳的因素會影響腸道菌叢，但環境因素的影響更大，而這些因素包括：

1. 你誕生時，你的母親是自然分娩？還是剖腹生產？

2. 嬰兒初期飲食，是喝母乳？還是餵食配方奶？

3. 你是否曾經吃過抗生素？因為大量抗生素對腸道菌叢有重大影響。

4. 你的飲食習慣如何？有些食物會讓腸道中的壞菌大量繁殖。
5. 你有運動習慣嗎？研究顯示，運動較多的人腸道菌叢會比較健康。
6. 你是壓力一族或有疾病嗎？壓力與疾病也會影響到腸道菌叢。
7. 居住環境在都會，還是在鄉下？不同環境會有不一樣的菌種。

好菌與壞菌關鍵時刻

攸關腸道菌叢的優與劣一個重大因素，是在胎兒出生時。胎兒在母親的肚子裡是接近無菌的環境，胎兒要出生時，會經過產道，此時母體的細菌也會跟著進到胎兒的嘴巴再傳到腸道中。此時，多數屬於好菌，例如：比菲德氏菌（Bifidobacteria）；此外，母親哺乳時，母體中的有益菌也會因此進入出生兒腸道中；同樣地，也是以比菲德氏菌為優勢菌。

但剖腹生產的嬰兒，第一個接觸到的菌種是產房中的細菌，還有醫師手上，造成腸道多數屬壞菌，例如：困難梭狀芽孢桿菌（Clostridium difficile）、大腸桿菌（escherichia coli）。另外，喝配方奶的嬰兒，腸道菌叢很雜，而且以不利腸道健康的菌叢居多，例如：大腸桿菌、葡萄球菌（staphylococcus）、鏈球菌（streptococcus）等。出生後 2 年左右，嬰兒的菌叢已經和大人差不多，最新研究發現，在培養腸道菌叢的初期，對小孩未來

的身心發展及健康有重大影響。

　　從神經胃腸病學來看，剖腹生產的小孩，未來得到免疫、精神方面的疾病比較高，例如：過敏、自閉、憂鬱、躁鬱等，而且會持續影響到成人。甚至有更驚人研究發現，剖腹生產小孩的小學數學成績，會比自然生產的小孩明顯來得差。

保健筆記

高比例的剖腹產

　　有時剖腹生產是有醫療上的必要性。不過，近20到30年來，許多國家的剖腹生產比例居高不下，台灣也不例外；亞洲剖腹生產平均比是19.2%，台灣遠遠超過，約33.3%。2018年最新研究顯示，全球剖腹生產比例自2000年起到2018年止，就增加了1倍之多。

　　世界衛生組織認為合理的剖腹生產比例是在10%到15%左右。有趣的是，先進國家中，剖腹生產比例最低的三個國家：芬蘭、挪威及冰島，只有15%；很巧合地在全球最快樂的國家排行榜上，分別是第1、第2及第4名。雖然不能說剖腹生產與這項巧合有因果關係，但也讓我們瞭解及觀察到健康腸道菌叢，對身心健康是如此重要。

為下一代腸道菌叢健康著想

　　如果你是剖腹生產出生的或者沒有餵食到母乳，當然無法逆轉時鐘，你必須從其他地方著手強化個人的腸道菌叢，但同

● 科學見證 ●

　　丹麥曾經進行了一項大規模研究分析，從 1997 年開始，持續了 35 年，共追蹤 200 萬名的孩童，透過國家就醫記錄中，來分析這些孩童是否有罹患過慢性免疫疾病的風險。他們發現剖腹生產的小孩，罹患氣喘、腸道激躁症、系統性結締組織、幼年關節炎、免疫系統缺陷、白血病的風險明顯提高。

　　過去，雖然也有其他研究顯示，剖腹生產的小孩罹患過敏風險比自然分娩的小孩多出 5 倍，糖尿病及氣喘的風險亦較高。但是丹麥這項研究是第一次將剖腹生產與許多免疫系統的做了一個明確連結。

資料來源：小兒內科期刊，2014 年。

時也可為下一代著想。從各項研究來看，沒有吃母乳的新生兒都會提高各種疾病風險，包含：感冒、中耳炎、腸道炎、肺炎、孩童肥胖、第一型及第二型糖尿病、白血病，嬰兒猝死症……等。

　　以下是給準媽媽的建議：

1. 盡量自然分娩。 與妳的醫師商量最好自然分娩，除非有醫學上不得已的理由，才選擇剖腹生產。挑選黃道吉日並非剖腹產的好理由。

2. 尋找跟妳想法接近的醫師，商量如何避免不必要的剖腹產。 有些醫師覺得剖腹生產比較方便，可以按照時間進行接生，不需要 24 小時待候，如果妳的醫師是求方便型，建議妳更換

另一位醫師。

3. **對於自然分娩要採取積極態度**。多看一些資料或上課,深入
瞭解生產過程,並且能緩解憂慮擔心。

4. **儘量給新生兒餵食母乳**。世界衛生組織建議,0 到 6 個月的嬰
兒全部餵食母乳,1 到 2 歲之間慢慢斷奶,雖然醫療知識對餵
母乳的好處做了背書,但是全球 6 個月以下餵母乳的比例只
有 38%。台灣餵哺母乳的比例,據 2018 年統計資料顯示,親
餵母乳達 6 個月的,已高達 45%,高於世界的比例,但也代
表仍 55%的新生兒沒有吃到母乳。

5. **考量食用益生菌的必要性**。如果有理由無法親餵母乳,例如:
剖腹生產,也許可以考慮讓新生兒食用益生菌。有些研究顯
示,若有腸道問題的新生兒,食用益生菌也許可以幫忙改善
腸道菌叢。新生兒需要食用益生菌之前,需與妳的醫師確定
是否有任何的禁忌。如果妳有辦法餵母乳,但因實際因素無
法整天餵母乳,例如:工作關係,但專家認為即使一部分時
間或短時間餵食母乳,會比完全不餵母乳的新生兒健康,具
有正面影響。

6. **不要忘記,給新生兒餵母乳對母體也有好處**。研究顯示,沒
有餵母乳的母親會提高未來的健康風險,例如:產後肥胖、
更年期前乳癌、第二型糖尿病、代謝症候群⋯⋯等。

醫療奇蹟變成醫療災難

　　有人說抗生素的發明，是近代醫學上最顯著的醫療進步，也許這樣的說法一點都不誇張；畢竟，對許多現代醫療可處理的細菌感染問題，在抗生素發明以前，往往都束手無策，例如；因為傷口細菌感染的危險，連最簡單的手術都有高風險。

　　但是，到了現代，有越來越多的專家警告，無論是醫療上或養殖業都過度使用抗生素，已經讓許多細菌變成具有抗藥性，部分甚至成為致命細菌；因此不久的未來，我們有可能進入「後抗生素時代」。2014 年耶魯大學的一項研究顯示，到了 2050 年，全球約有高達 1,000 萬的人因為抗藥性細菌而死亡。

　　除了抗藥性細菌以外，人類使用抗生素的氾濫情況，已經改變我們的腸道菌叢。就算這些改變並不會致命，但仍會對人類長遠健康具有巨大影響。抗生素對腸道菌叢的影響，無論好菌或壞菌，都會無差別地殲滅，這可以說是附帶損害。

　　有諸多研究顯示，一個抗生素療程做完後，抗生素對於腸道菌叢的影響非常明顯，尤其是廣效性抗生素，會有更多的傷害。根據哈佛醫學院一項研究顯示，服用抗生素以後，會提高困難梭狀芽孢桿菌的感染，這是一種惡質細菌，會造成腹瀉不止；在美國，每年約有 3 萬人死於困難梭狀芽孢桿菌的感染。

　　更令人擔憂的是，療程結束停用抗生素以後，腸道菌叢不見得完全會恢復正常。有些研究發現，服用抗生素的小孩，腸道菌叢會深受影響，會產生不少後遺症，例如：造成肥胖、過敏、免疫系統低落、行為異常……等問題，而且持續到長大成人。不只小孩而已，任何一個人在任何時間服用抗生素，都有可能影響身體長遠以後的狀況。

● 科學見證 ●

　　哈佛醫學一個研究團隊做了一項研究，想瞭解腸道菌叢與大腸瘜肉彼此之間是否有關聯性，因為大腸瘜肉是大腸癌的前兆。該研究共分析 16,000 多名 60 歲以上的女性，觀察她們從 20 至 59 歲期間服用抗生素的記錄，以及過去 4 年服用抗生素記錄。

　　另外，再分析她們過去照大腸鏡的記錄，從記錄資料來看，其中有 1,195 位女性曾有大腸瘜肉病例，而研究團隊發現，在 20 歲至 30 歲期間，使用抗生素記錄超過 2 個月以上，發生大腸瘜肉風險，比起同年齡沒有使用抗生素女性提高 36 ％。如果延期至 40 歲至 50 歲期間，使用抗生素記錄超過 2 個月以上，發生大腸瘜肉風險提高 69 ％。

資料來源：腸道期刊，2017 年

向不需要的抗生素說不

　　一項調查發現，台灣人每年每人平均門診次數是 10 次，比美國多 1 倍，且求診病因 20 ％是因上呼吸道感染，例如喉嚨痛

及一般感冒。這類型感染多半是病毒所引起，較少是細菌引起的感染，因此使用抗生素治療是無效，原因在於抗生素只能殺死細菌，不能消滅病毒。

調查顯示，雖然如此，不少患者仍會要求醫師開立抗生素做為治療藥物，從上個世紀的 90 年代統計來看，在台灣普通感冒的病患，30％病人會領取抗生素藥物。另外，10 歲以下的孩童求診後，也有 28％會拿到抗生素。

越來越多的研究顯示，抗生素會影響腸道菌叢，也會引發未來嚴重的健康後遺症，請務必要減少不必要的抗生素使用。近幾十年來，台灣衛生單位已採取各項防止抗生素濫用醫療措施，而個人也需配合儘量避免不適當地使用抗生素。

1. **若是普通感冒，可以考慮不必看醫師**。對多數人來說，足夠的休息及多喝流質食物（包括水），病毒性感冒自然會痊癒。很多人驚訝的是真的會好嗎？事實上，醫師開立的感冒藥並沒有治療感冒效果，而是用來緩解感冒症狀。如果是針對病毒感染，使用抗生素也是完全無效。

2. **不要主動要求醫師開立抗生素**。根據調查，有時醫師會備感壓力，因為一部分病人會主動要求開立抗生素，即使該項疾病根本無需使用抗生素。目前，全世界使用抗生素比例不斷攀升，但是台灣自 2011 開始，衛生單位已經採取嚴格措施，

不能輕易使用健保開立抗生素，以減少抗生素濫用。不過，醫療專家表示，基於健保趨於嚴格規定，有些病患根本不需要用抗生素，也不符健保的規定，但仍然一意孤行要服用抗生素，而部分的醫師會給這類頑固的患者選擇自費用抗生素，即使自費，抗生素費用不高，因此濫用的情形，沒有完全杜絕。如果醫師告知疾病不需要使用抗生素，請不要主動要求。

3. **就醫時，請務必詢問醫師處方藥中是否含有抗生素。**有的呼吸道感染，初診不容易一下子就確定是病毒或細菌感染，因此有些醫師會預防性開立抗生素處方。他們的觀念是，如果是細菌感染會有幫助，若是病毒感染，服用抗生素也不會對身體健康有危害。有的醫師甚至會擔心，如果不開立抗生素，後來發現屬細菌感染導致病情沒有及時控制，會被病人指責，所以會習慣性開立抗生素。為此，要問醫生是否有開立抗生素，若有，可以跟醫生溝通，進一步瞭解其必要性。

4. **必要時才服用抗生素。針對細菌感染，抗生素有時是救命丸。**在某一些情況之下病毒感染，可能會產生二度感染，因為病毒感染會使人體免疫功能虛弱，因此造成一些次級性病源菌會趁虛而入，造成細菌感染。因此，應該對易感染族群進行觀察，例如：新生兒、嬰兒、老年人等，如果發現疾病出現惡化症狀，應盡速尋求醫療協助。

吃出均衡的腸道菌叢有方法

　　2014 年哈佛大學及哈佛醫學院發表一個研究結果，主題是**「飲食快速改變人類腸道菌叢」**，從主題即可瞭解似乎沒有比飲食更能影響人體腸道菌叢的健康。不論是自然分娩或剖腹生產，或者小時候有服用過抗生素，我們真是沒有辦法逆轉時鐘，但從哈佛大學及權威的研究結果，從飲食著手將會對腸道菌叢的健康具有正面影響。

1. **多攝取含膳食纖維的食物。**沒有比含膳食纖維的食物，更能保護腸道菌叢的健康，不但會吸附、排除腸道中的毒素，還是腸道中好菌的食物，致使好菌能夠增生，餵飽這些好菌之後，會產生大量短鏈脂肪酸，讓腸道中的酸鹼值保持微酸性來抑制壞菌的孳生，同時會被正常細胞吸收當作能量，發揮正常免疫系統等生理功能。蔬菜、水果、大麥、燕麥、薏仁及其他全穀物，還有豆類等食物都含有豐富的膳食纖維。

2. **飲食內容盡量要廣泛。**研究人員發現，腸道中菌種比較廣泛的人，整體腸道菌叢較為健康。2016 年一項研究發現，希望自己腸道菌叢種類比較廣泛的作法，是攝取食物應多元並廣泛。近期研究，地球 75% 的食物供應來自 12 種農作物及 5 種牲畜而已，無論人的腸道菌叢或地球，都不算健康。

3. **避免攝取糖類、高脂肪及加工食品。**義大利研究人員曾經分

析義大利都會區小孩與非洲布吉納法索鄉下小孩的腸道菌叢
的內容，非洲小孩常吃的食物是小米、豆類、蔬菜類，他們
腸道中的菌叢非常廣泛，而且多屬會產生短鏈脂肪酸及提高
免疫力相關的有益菌，可以降低全身性慢性發炎問題。

至於義大利都會區小孩常吃的飲食以西式食物為主，其中有肉
類、糖、奶油等高脂肪食物，他們腸道中細菌種類比較少，
而且成分非常不一樣，即使是健康的義大利小孩，腸道中的
有害菌比率也比那些布吉納法索小孩多出 3 倍，而且研究分
析發現，這些細菌存在會提高增胖風險。前文有提到哈佛大
學的研究，提供給我們一個好消息，只要將飲食習慣改變成
健康飲食方式，腸道菌叢會在短時間內朝向有益方向發展。

4. **避免使用人造甜味劑**。喝些無糖飲料，似乎是減少熱量的一
個好方法，但是哈佛醫學院一項研究發現恰巧是相反效果。
人造甜味劑雖然沒有熱量，卻會改變腸道菌叢，讓身體能更
有效吸收食物整體的熱量。不論是小白鼠動物實驗研究，或
是人體實驗都有共同結果，即使沒有吃到或喝到糖分，但是
會透過這類甜味劑一樣會提高血液中的糖分。

生活習慣會有助腸道菌叢的健康

飲食外的其他生活習慣也會決定腸道菌叢的健康與否，以

下是相關的生活習慣：

1. **常態運動能促進腸道菌叢的健康**。動物實驗曾經證明運動可以改善腸道菌叢的健康，而 2017 年一項伊利諾大學（University of Illinois）研究發現，人體亦如此。此次研究的參與者，是每週運動 3 次，每次 1 小時，連續 6 週，在這段時間內參與者並沒有改變自己原來的飲食習慣，但結果發現所有組員的腸道菌叢都趨向較健康，且均更有效的產生會抗發炎及提升免疫功能的短鏈脂肪酸。效果非常顯著，不過有個但書：必須持之以恆；停止運動 6 週後，上述的好處全部都不見了。該項研究給了我們一個重要提示，運動就像吃飯或刷牙，必須是常態性持續做。

2. **避免壓力，尤其是用餐時**。研究顯示壓力對腸道菌叢健康的傷害，與食用高脂肪食物，是具有相同程度，有趣之處在於影響女性（腸道菌叢健康）程度比男性為大。要如何避免壓力範圍擴大？專家建議除了平常注意紓解日常生活中的壓力之外，在有壓力情況下吃東西，對腸道菌叢的傷害特別大，會造成有高比例的食物沒有完全被消化，因而影響腸道菌叢的健康。近年來，慢食主義常會提到「覺知飲食（mindful eating）」，意思是說，吃飯時要將一切意念集中在食物上面，不要邊工作邊吃，或是邊滑手機邊吃。一定要細嚼慢嚥，這種覺知飲食對消化系統及腸道菌叢健康具有絕對幫助。

3. **健康的腸道菌叢也需要足夠睡眠**。有多項研究顯示，睡眠不足會影響腸道菌叢，其中有一項發現只要一個晚上的睡眠減半，就足夠暫時改變腸道菌叢的平衡，也會提高胰島素阻抗的情形。研究人員也發現常態性睡眠不足會帶來代謝症候群的風險，目前尚不明確其作用機制，但從睡眠引起免疫系統功能下降的反應，應該是影響腸道菌叢所致。無論機制為何，擁有良好睡眠才有健康的腸道菌叢身體。

4. **避免抽菸及喝酒**。有一項以色列研究發現，抽菸會改變腸道菌叢、降低菌種廣泛性，並會讓有害菌造成腸道並引起一些全身性的疾病。另外，研究也證實如此，抽菸人口腸道菌叢的分佈超低，而且非常顯著。這些研究又提供了很好的戒菸或不開始抽菸的理由。喝酒也是會造成腸道菌叢的失衡，不過同樣研究發現，喝少量紅酒反而會讓腸道菌叢更為廣泛，這可能是因為紅酒含有豐富的多酚，但為了腸道菌叢健康起見。整體來講，還是要避免抽菸及喝酒。

一窩蜂吃「這個」到底有沒有用？

根據統計，到了 2020 年全球益生菌市場會高達 1000 億美金。現代社會吃益生菌已非常時尚，和每天吞維生素一樣成為生活習慣，但到底要不要吃益生菌？有兩個答案，一個是「也許」，一個是「不」。

　　依據研究，對部分的人或身體有某些狀況的人來說，益生菌確實有益身體健康。若你的消化正常、腸道正常，又沒有其他異常現象，食用益生菌不會多給你任何身體益處。如果你跟許多其他人相同，有消化不良或腸道健康不佳，益生菌也許會幫到一點忙。

　　若要給一個「有幫助」或「沒有幫助」明確的答案非常不容易，有 2 個因素，一是益生菌不是只有一個菌種，而且種類非常多，有許多菌種沒有足夠的研究，無從判斷它的效益。更令人震撼的研究及知識是，腸道菌叢是一種非常個人化型態。人類的宿主基因組 99％都是一致，但是從腸道菌叢分析，不相同之處高達80％至90％，甚至被認為腸道菌叢型態和手紋一樣，每個人獨一無二。以目前相關研究的發展來看，或許 10 年後，會依據個人腸道菌叢搭配最適合個人使用的益生菌。有些生產益生菌或相關企業已開始朝向個人化量身訂做方向進行。

　　目前，你到底要不要考慮使用益生菌？答案還是也許。如果在沒有非常精準的科學依據之下，又不反對做個人實驗，想試試看益生菌是否有用，以下作法可以考慮看看。

1. **大致上益生菌是安全的。**有品牌的益生菌對絕多數的人似乎沒有任何後遺症或傷害腸道菌叢，即使是高劑量也是如此。但也有可能為了找到最適合或最有效的菌種，要不斷嘗試各種品牌，剛開始時，可能會產生腸道不適症狀，例如：脹氣

或皮膚不適症，有些人甚至會出現惡化狀態，或許是腸道調節反應，但該反應會很快消退。如果繼續食用時，仍然有不舒服的情況，請停止實用或更換其他菌種。如果吃了 2 週，沒有改善，但也沒有惡化，也應考慮更換品牌或菌種。益生菌對大部分的人來說都很安全，但仍有少部分醫療症狀的病人仍需注意，例如：潰瘍性結腸炎、心臟導管手術、心臟瓣膜病、早產兒、免疫功能異常……等，如需服用益生菌，應先與醫師進行溝通。

2. **挑選對自己最有利的菌種**。目前益生菌菌種約有 500 多種，大部分並未放入商業性的益生菌商品中。據研究，有些菌種對於廣泛性問題具有幫助，例如：乳桿菌屬（Lactobacillus）及比菲德氏菌屬（Bifidobacterium）中的一些菌種。大部分的益生菌品牌的菌種不會只含一個菌種，有些菌種被認為效果顯著，所以有些品牌會將有效的菌種放在一起，以下是經研究後，確定是比較有效的菌種：

❶ 嗜酸乳桿菌（Lactobacillus acidophilus）。是知名菌種之一，是商業發酵乳製品中（優酪乳）常含有的菌種。

❷ 鼠李糖乳桿菌（Lactobacillus rhamnosus），又稱乳桿菌 GG 或 LGG，這是發明鼠李糖乳桿菌兩位科學家的簡稱。目前研究最為廣泛的一個菌種，根據研究，可以治療及預防消化道感染及腹瀉等問題，另外有提高免疫力及避免過敏作用。

❸ 乳雙歧桿菌（Bifidobacterium lactis）。該菌種是可以相抵醇溶蛋白（Gliadin），醇溶蛋白是大麥中的蛋白質，有部分的人會因所含有麩質（Gluten）產生腸道健康問題，另外，醇溶蛋白會破壞腸道壁，因而引起腸漏症。

❹ 短雙歧桿菌（Bifidobacterium breve）。如果曾經服用過抗生素，該菌種對於腸道健康特別重要，有研究發現，腸道中短雙歧桿菌含量少的人，容易出現消化系統方面的問題。

❺ 長雙歧桿菌（Bifidobacterium longum）。該菌種對於胺基酸發酵有正面影響，能夠維持身體肌肉及完整細胞結構，也會幫助發酵碳水化合物及整體代謝。2015 年一項研究發現，長雙歧桿菌會分泌一些化學物質刺激迷走神經，來降低焦慮的作用，有降低日常壓力效果。

3. **有效率的菌種量很重要，但不是絕對。** 很多益生菌廠商會強調，他們的產品都擁有幾十，甚至幾百億的細菌量，不過不見得數量越多越好，因為產品離開工廠後，到了商店或消費者的手上，活性細菌數量已經下降，不見得與廠商標榜的數量相符，所以挑選益生菌時，一定要看有效期限，越接近生產日期的越好。此外，無論益生菌數量有多少，對你有利的菌種才是最重要，而不是菌數。另外，益生菌的保存方式，因為多數益生菌對溫度很敏感，尤其是台灣的夏天很炎熱，建議最好放在冰箱做冷藏保存。

4. **不是所有的益生菌都來自營養補充品**。益生菌是指對腸道有益的菌種，而全世界有不少傳統部落及種族，幾百年甚至幾千年來，一直在利用乳製品、蔬菜及水果作些含有益生菌的發酵食物，例如：優酪乳、酸奶、味噌、納豆、泡菜及酸菜等，裡面含有有益的細菌，世界許多長壽族群的民眾都每天食用，你也可以嘗試食用這類發酵食物，瞭解一下對你的腸道健康是否有幫助。再一次提醒，食用這類發酵物後，若短期時間之內有不舒服的狀態，可能是腸道在做調整，很快就會緩解了，如果不適症狀已有 2 週以上，就代表該菌種不適合妳。諷刺的是，有些發酵食物有很好的菌種，例如：德國酸高麗菜、優酪乳，但有些生產者為了延長保存期限，會採用高溫殺菌，因此盡量要找沒有高溫殺菌處理，以免好菌被高溫消滅了。

5. **別忘了益菌生**。再一次提醒，益生菌是活的生物，跟你、我一樣，需要吃食物，好菌要吃的營養多半含在膳食纖維裡面，例如：蔬菜、水果、全穀類、豆類，而益菌生特別豐富的食物有：香蕉、蘋果、亞麻子、燕麥片、洋蔥、蘆筍及綠色蔬菜。

HEALTH

第 ❸ 章

口腹之慾背後
殘酷的事實

當飲食錯誤時，藥物是沒用的。
當飲食正確時，不需要藥物。
—印度古代阿育吠陀醫學諺語

健康飲食大解碼

　　法國美食家布里亞・薩瓦蘭（Jean Anthelme Brillat-Savarin），1826 年曾經說過：「告訴我你吃什麼，我就知道你是什麼樣的人」，而這句後來簡化為英文常說的 **"you are what you eat"**。經歷了快 200 年，科學已經驗證這個說法的智慧：飲食內容在決定我們的健康中，扮演非常重要的角色。

　　近幾十年來，無數的研究結果顯示，無論是控制體重、預防及治療疾病或抗老延壽，都要從飲食著手。不過，這些重要知識的內容及細節，並沒有普及到一般民眾，除了「均衡營養」的口頭禪之外，許多人不清楚該怎麼吃才健康，而網路或媒體報導與飲食相關的訊息，往往又互相矛盾，更令人困惑。實際上，從科學研究就可以看出很清楚的一個健康飲食藍圖，不但不複雜，如果照著吃，對我們整體身心的健康會有極大的好處。

百年來，人類拿自己當實驗品

　　根據多項研究，正確的飲食方法，不但令人苗條，多半也有抗老效果，能讓大家獲得健康。究竟什麼樣的飲食習慣會讓我們得到健康？在探究之前，我們應先瞭解目前人類普遍的飲食習慣。幾十萬年前，人類食用的任何食物不是狩獵獲取，就

是自然農耕栽種而來，全部取自大自然，且是當地食物。但是近 100 年來，人類進行一項空前飲食實驗，人類把自己當做白老鼠。

20 世紀，尤其是第二次世界大戰以後，人類的農業技術有了重大變革，農人使用化肥、農藥（含 DDT）提高生產力的情形很普及；科學家更把廚房當作食物實驗室，研發出許多含有色素、香精、防腐劑等化學成分的調味料，以及各式冷凍、即時可食的日常料理。速食店的興起，一樣提供快速、便宜的食物，讓大家能夠在最短的時間內填飽肚子。

此外，因為我們對動物性蛋白質需求越來越高，為了提升產量，過去農莊放養動物的型態走入工廠圈養，還必須為動物注射及餵食各種荷爾蒙、抗生素、瘦肉精等，以提高肉品生產的效率。再加上全球運輸的普及化，無論是否為當令、當地的產物，一年四季都可以吃到來自全球各地的食物。而現今網路的蓬勃發展，結果讓速食更「速」，想吃任何食物，連門都不用出，透過網路下單，就有外送人員送到家裡。

加工食品威脅人類健康

但是 100 年來的飲食實驗，結果是什麼？全世界不少統計發現，百年飲食實驗與全球人類健康開始走下波相關。世界衛

生組織已發出警告，目前常見的心臟病、癌症、身心疾病、憂鬱症越來越嚴重，飲食與疾病之間是有密不可分的關聯。

誠然，不能說所有生理與心理疾病僅與食物有關，但是，美國密蘇里州華盛頓大學長壽研究計畫主任路易吉·方塔那（Luigi Fontana）說：「**死亡的 25% 機率，歸因於基因，其他的 75% 最為關鍵，甚至比運動還要重要，正是我們的飲食。**」

表面上，大家認為健康飲食越來越重要，但走進先進國家，包含台灣在內的超市、便利商店，你會發現 80% 的食品是加工產品，被放進在盒子、罐子中，裡面有不少成分，我們看不懂，或從來沒看過。2016 年一項研究發現，先進國家民眾的熱量來源有 60% 來自加工食品。問題是人類細胞經過幾萬、幾十萬年的演變與進化，習慣吃真的食物，根本不認識這些加工食品是何物。

吃出健康的飲食原則

該怎麼吃才能維持理想體重及健康，媒體有各式各樣的報導，而報導內容經常互相矛盾，有時會讓讀者霧煞煞。其實，從科學研究的客觀證據，可以找到一些答案，不過談科學前，先跟大家分享一個很簡單「如何健康吃的原則」作為參考，就是知名飲食文化研究權威麥可·波倫（Michael Pollan）這句英

保健筆記

吃太多而死的比餓死的還多

　　食物過剩是另一個我們必須正視的問題。雖然全球貧窮饑餓議題依舊存在，但近年來出現重大變化，一項來自 50 個國家，500 多位科學家參與研究的世界疾病負擔報告證實，自 2010 年開始，因飲食過量而早死的人口已經大於因飲食不足而早死的人數；簡單來說，這是一種吃得過剩又營養不足的寫照，就像很多人的腰圍越來越大，卻缺乏很多重要的營養素。

文七言絕句 "Eat food, not too much, mostly plants"，譯成中文為：**「吃食物，量不要多，植物性為主。」**從這個方向著手，絕對可以找出「該怎麼吃才是健康」的清楚原理。

　　吃天然食物？難道我們吃的不是食物嗎？人類生活在地球上，過去吃的東西幾乎都是從土壤生長出來或獵到的。但現在不一樣了，只要到超市、便利超商走一趟，就可以明白現代人吃的東西多半來自工廠，有不同程度的加工製成，不能稱為「食物」，而是**「食品」**。

　　正如麥可・波倫所言：「各種致命慢性病的根源都可以直接歸咎於食物的工業化、高度加工食品和精製穀類的氾濫、用化學物質大規模栽培出單一作物或養殖牲畜、用現代農業創造

出來的廉價糖和脂肪變得唾手可得。」波倫直言，目前西方飲食習慣是由加工食品、肉類、一堆添加的脂肪及糖類組合而成，卻缺乏蔬菜、水果及全穀物。事實上，這已不是西方飲食才有的問題，全世界新興國家都是如此。

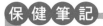

什麼是加工食品？

　　有人說，連烹飪都是一種加工，何況是釀酒？不過，把採收的葡萄踩爛後放進橡木桶，慢慢等著發酵，與從實驗室發明、再透過工廠生產線製造，充滿化學物質、不健康糖分和鹽分的食品，是截然不同也無法相提並論的。包括：碳酸飲料、零嘴、含糖營養早餐、糖果……等，各式各樣的化學加工食品，都是不健康的。

　　目前評估，先進國家民眾經常食用的即時食品，50％都是高度加工食品。在台灣，2008 至 2017 年 10 年期間，即時食用食品的銷售量成長 1 倍。

一件魔鬼的交易

實驗室裡的食品科學家想盡辦法生產快速、方便，且吃了就上癮、欲罷不能的高度加工食品。我認為**這是一種浮士德魔鬼的交易：為了貪圖方便及口慾，用我們的身心健康交換**。最近一期的《美國臨床營養學期刊》，有一項多種研究分析，認為加工食品的營養不足，可能是造成慢性病的根源。

高度加工食品有兩大問題，一是多了不該有的東西，二是少了該有的東西。不該有的就是精製澱粉、精製糖分、高量並劣質的油脂；會讓其熱量比正常食物多出 2 至 3 倍，因為含高量的精製鹽（主要的成分是純鈉）而太鹹，還有對身體有害的化學成分也會添加其中。少了該有的東西，就是重要的營養成分，包括；維生素、礦物質、膳食纖維、健康的脂肪，如此可以理解為何許多人體重過重卻營養不足。

食品加工業者可使用的化學物質成分約有 6 千至 1 萬 4 千多種，從保鮮、增豔到延長販售期的化學物質多不勝數，這類添加物會對人體產生一定程度的危害。

20 世紀初期，食品研究人員研發色素，有些是用焦油或石化產品製成，後因證實是致癌物，遭到美國食品藥物管理局（FDA）禁用；人工香精也是如此，有幾百種化學成分都可以做成仿天然的香味，譬如人工香草香精，是用造紙廠廢料製成。

● 科學見證 ●

一篇由法國及巴西研究人員針對 10 萬人所做的調查發現，飲食習慣中常食用加工食品的人，提高整體罹癌風險 12％，女性罹患乳癌風險 11％。有疑慮的食品包括：零食、加工肉品、泡麵、碳酸飲料、即時食品。至於麵條、罐頭蔬菜及乳酪，研究指出並沒有提高致癌風險。

資料來源：英國醫學期刊，2018 年

◇◇◇◇◇◇◇◇◇◇◇◇◇◇◇◇◇◇

另外，有一項針對中年白種人長期食用高度加工食品的研究，發現長期食用 5 年後，罹患憂鬱症的比例提高，反而吃天然食物（含全穀類、健康飲食）的人有預防憂鬱症效果。

資料來源：英國倫敦大學學院，2009 年

這些還在使用的添加物，會不會哪一天也被證實有致癌之虞遭到禁用，實在很難說。

吃太多，營養卻不足

從人類飲食歷史來看，近百年來，先進國家居民對於食物的選擇及食用數量，是史無前例的，這是非常幸福的事情。過去的人類取得食物的難度很高，風險很大，不要說每天吃飽 3 餐，連每 3 天能夠吃飽一餐都已是非常不簡單。長期處在饑餓狀態，是日常生活經驗，我們祖先每天都必須與饑餓感受相處。

　　百年來演進的飲食習慣是每天吃三餐，到了現在，我們的三餐不只是早、中、晚而已，還有餐與餐之間的零嘴、下午茶，以及睡前吃的宵夜。在攝取過量的食物之中，有不少是由食品工業調配、製造的食品，不僅無法提供身體所需的營養素，甚至連基因都不認識這些成分，反而形成健康風險。

精製食物遇上饑荒基因

　　緣於遺傳與進化的關係，人類偏好高脂、高糖的食物，這是生存本能。在人類沒有發展農業及學會馴化動物之前，下一餐來自哪裡，常是未知數，所以基因催我們盡量尋覓一些含有糖及脂肪的食物，提供身體所需的能量，同時可以將能量儲存到下一餐。

　　不過，生活在食物非常充裕的世代，偏好高脂、高糖的基因，會讓我們吃得過量，而每個人對於消化、代謝脂肪、醣類的基因不同。部分的人可以有效進行代謝，不管怎麼吃，都可以維持苗條體態；可是有一部分的人，代謝較慢，不管吃什麼，都會囤積在身體裡面，因而形成肥胖。

　　諷刺的是，肥胖者的老祖先生存機率比較高，因為脂肪代謝很快的人，遇到饑餓時，身體根本無法儲存足夠能量維繫生命。但，不論你的基因是哪一種型態，近幾十年來，容易取得食物與肥胖越來越嚴重之間，產生絕非巧合的必然性關聯。

　　另外，有些專家指出，生於現代，我們取得食物，幾乎完全不用勞動體力，不像老祖先為了吃一餐，必須付出相當體力才能夠取得。雖然不同體型、工作型態及生活習慣，對於熱量多寡有不同的需求，仍有足夠的證據顯示，現代的人吃太多了，已經嚴重影響健康。

● 科學見證 ●

　　有一篇美國梅約醫學中心（Mayo Clinic）所做的研究，發現熱量攝取過多不僅會讓腹部變粗，隨著年紀增長，記憶會跟著衰退。每天攝取超過 2143 大卡，記憶衰退的機率會比每天攝取 1526 大卡高出 1 倍。

資料來源：哈佛醫學院期刊，2012 年

專題　　　　營養密度（nutrient density）

　　到底要吃多少食物，攝取多少熱量才足夠？答案看似簡單，卻又相當複雜。

　　目前，攝取食物的熱量是以卡路里做為衡量單位，普遍採用大卡衡量，但並非所有大卡都相等。從營養學角度來看，如果今天吃到的 1000 大卡熱量，是來自蛋糕、奶昔，並不等於由全穀類 、蔬菜、健康脂肪、高蛋白組合而成的相同熱量，所以**挑選食物時，不能只看含有多少熱量，而是要看「營養密度（nutrient density）」，越高越健康。**

　　解釋營養密度之前，必須先瞭解營養素的類別，一種是巨量營養素，包含：碳水化合物、脂肪、蛋白質。一種是微量營養素，包含：礦物質、維生素。

　　營養密度的意義在於，攝取 1 大卡熱量所獲得的營養價值越高越好。雖然攝取食物時，常無法正確量化營養密度究竟是多少，不過從食物營養素來看，膳食纖維及微量元素高的食物，大致上營養密度會比較高。

　　整體來講，很少看到有人缺乏碳水化合物、脂肪、蛋白質這類營養素，卻有很多人缺乏維生素、礦物質、植化素、膳食纖維。關於膳食纖維對人體健康的重要性，請參考第 26 頁〈住在腸道內的健康小幫手〉一文。

健康飲食聰明吃

八分飽是飲食智慧

　　古埃及有一句保健諺語：「你吃的食物，1/4 養活自己，3/4 養活醫生。」當今醫學已研究證實飲食過剩是身體疾病及發炎的重要因素。但大部分的人仍然覺得沒吃飽或少吃一餐好委屈，如果連少吃一餐都不容易做到，大家不妨考慮一位蘇格蘭人安格斯・巴比利（Angus Barber）所採用的斷食法。

　　1965 年，巴比利體重 207 公斤，屬於極度肥胖，他走進蘇格蘭鄧迪大學（University of Dundee）醫學系的皇家醫院（Royal Infirmary）尋求協助，醫生認為短期斷食可以幫助他的體重減輕，沒有想到堅持斷食一段時間後，巴比利決定無限期延期直到掉到 82 公斤的理想體重為止。

　　這段斷食期間，巴比利除了不定期服用微量營養素，譬如：維生素、鉀、鈉補充劑，也被允許飲用咖啡、茶及蘇打水，所有東西皆為天然、無熱量的食品。他足足斷食 382 天；更不可思議的是，在斷食期間除了經常到醫院檢查，他還能維持日常生活，最後達到他理想的 82 公斤體重。5 年後，仍然維持 89 公斤的體重。

　　大部分的醫師為了安全起見，不建議病患進行長期斷食，

但從巴比利的個案看得出來，沒有每天吃 3 餐，還是能夠生存。

健康吃法要聽從「基因」

從基因來看，我們非常適合吃植物，因為人類生存在地球上這麼長久的時間，要吃植物以外的食物並不容易。遠古時代的祖先不會農耕，也沒有學會馴化動物，他們是狩獵採集者（hunter-gatherer），不過採集的食物會比狩獵來得多出許多。

以狩獵到的動物當作食物並不容易，想獵到大型動物，要有速度、體力及技術。運氣好，你會獵得到動物，運氣差一點，動物會跑掉；相當不幸的話，獵物不會成為你的午餐，你反而成為牠的午餐。

遠古時代祖先們能夠吃到的動物性蛋白質多半來自小型爬、跑動物，譬如：老鼠、蟲子等，大部分食物是自行可以採集到的菜根類、果食類，不能太挑剔，採到什麼就吃什麼。根據人類學家的說法，老祖宗每天約花 6 小時啃食硬皮植物纖維，因為當時沒其他事情好做，所以可以花數小時的時間，慢慢咀嚼。

先進國家人民無肉不歡？

1 萬多年前，人類飲食出現重大變革，由於發明種植作物的農耕及馴化、飼養動物，提供人類比以前更穩定的食物來源。

但幾千年以來，除非是貴族及有錢人家，肉類食物僅占一般人日常飲食的很小比例。

但是，這 100 多年來，食用肉類的比例大幅上揚，尤其是先進國家。台灣老年人記得，小時候要吃到肉，一定是很特別的日子，當台灣進入先進國家之列後，曾經的配角變成主角。依照聯合國食物及農業組織的研究，近幾十年來，台灣攝取肉類的比例不斷升高；統計指出，台灣人每年每人平均食用約 80 公斤肉類、35 公斤海鮮，共計 115 公斤，其中海鮮的量幾乎超過全球他國人民平均攝取量的 1 倍。

肉類及海鮮是蛋白質食物，台灣人每年吃了 115 公斤的蛋白質食物，尚不包含蛋奶製品中所含的蛋白質，試問，台灣人攝取到蛋白質的量會不會太多？或太少？到底蛋白質要攝取多少？多吃有沒有關係？

小心過多蛋白質引發癌症

2017 年，高齡 105 歲的日本知名醫師日野原重明過世，臨終前幾個月還在替病人看診，有時工作長達 18 小時，很樂意與眾人分享他的長壽祕訣，包括：定期運動、飲食量少、低蛋白質飲食法；早、中 2 餐吃全素，晚餐除吃少量米飯、蔬菜，會有少量魚肉，一週只吃 2 次肉類，每次的量不會超過 100 公克；

● 科學見證 ●

　　有一篇來自南加州大學的研究顯示，65 歲以下的人大量
攝取蛋白質，罹癌的死亡風險增加 400％，整體早死機率提高
75％。不論是哪個年齡，吃高蛋白質飲食，罹患糖尿病風險會增
加 500％。

　　所謂高蛋白飲食是指每人每天飲食中蛋白質可提供全部熱
量的 20％，中蛋白質飲食則是提供全部熱量的 10 到 19％，低蛋
白質飲食更低，在 10％ 以下。

　　從研究資料發現，吃中蛋白質飲食的人死於癌症風險的機
率，比起吃低蛋白質飲食的人多出 300％。如果蛋白質來源是植
物性，即使大量食用，癌症、糖尿病及早死的機率則不會升高。

資料來源：細胞代謝期刊，2014 年

　　計算下來，每周吃 200 公克的量，一年約吃 10 公斤的肉，約是
台灣人食肉量的 1/8。

　　食用過多蛋白質食物會對健康帶來哪些傷害？即使從事健
美的先生及小姐都主張高蛋白飲食，認為有助肌肉細胞的成長，
不幸的是，這種吃法會促進癌細胞的滋生。

　　《救命飲食（The China Study）》的作者，康乃爾大學知名
生物化學教授 T・柯林・坎貝爾（T. Colin Campbell）實驗室的
研究人員，曾將高蛋白質（含肉類及奶製品食物）當做小老鼠
體內癌細胞成長的開關，蛋白質含量低於 12％，癌細胞會停止
成長，蛋白質含量高於 12％，癌細胞會快速成長。

其他研究則顯示，低蛋白質飲食會降低「類胰島素成長因子 1」（IGF-1）濃度，有些人因為基因突變無法分泌 IGF-1，長得特別矮，卻不會罹患癌症。目前有些藥商正在研發阻止 IGF-1 藥物作為抗癌新藥，不過期待未來的藥物不如現在減少動物性蛋白質的攝取。

人體所需蛋白質比想像中少

全球有不少素食主義者為了環保及健康，倡議不吃肉活動，只是過程中會遇到反對人士的強烈反彈。2009 年，美國農業部配合美國政府減碳政策，推廣部內每週 1 的「無肉活動」，宣布推行沒幾日，就遭到肉品業者及代表肉品業者的美國國會議員，強烈抗議而被迫取消，誠然如此，終究無法改變科學事實。

南加州大學抗老中心專家表示，正常人每日蛋白質所需要的攝取量為每公斤體重攝取 0.8 公克蛋白質。以 60 公斤體重為例，計算下來，每天蛋白質總量約為 48 到 50 公克，如何判斷吃得夠或不夠？專家分析，如果每天 3 餐當中，有超過 1 餐吃肉，蛋白質攝取量就會超過正常值。

牛津大學的主張更為嚴格，認為每週可以吃 2、3 次少量的肉類，總量約 200 公克。在英國，若採取低蛋白質飲食每年可以避免 45,316 人提早死亡，因為依據國家統計，高蛋白飲食造

成每年約有 3 萬人死於心臟病，9 千人死於癌症、5 千人死於中風。而牛津大學建議每週不要超過 200 公克肉類的量，剛好與前文提到的 105 歲人瑞日野原重明醫師相符。

● 科學見證 ●

　　有一篇進行 18 年的研究，顯示中年人食用過量的肉品及乳品類，罹患癌症的機率很高，幾乎與抽菸罹癌的風險一樣高，但是每日蛋白質攝取量約為總熱量的 10％ 或更低的中年人，他們會活得比較長壽，死於癌症的機率只有 1/4。
資料來源：細胞代謝期刊，2014 年

全植物飲食夠營養嗎？

　　雖然不少媒體報導指出吃健康全素的好處，但仍有人提出質疑：「吃全素，營養真的會足夠嗎？」2016 年，美國營養學院（Academy of Nutrition and Dietetics）發表營養白皮書聲明：「我們的立場是素食，包括：無蛋、無奶，在營養均衡比例下，有益身體健康，能夠提供足夠營養，並對預防及治療疾病可能有益處。而這樣的吃法對任何人，包括：孕婦、哺乳嬰兒、青少年、老人及體育選手，都適合。」

　　美國營養學院是美國營養師及認證發照的單位，更是營養學領域的權威，不僅替素食背書，而且是站在有預防及治療效果的立場做聲明，震撼全美！在美國營養學院的聲明中也有提

到，植物性飲食有益健康之外，也較能對環境永續發展，因為
孕育植物性食物的資源比動物性食物來得少，對環境傷害較小。

「甜頭」吃太多傷健康

　　大多數植物性的食物都很健康，但有一種來自植物的物質
並非健康食物，就是大家熟悉的糖分。近幾十年來，幾乎所有
加工食物都添加糖分，無論是：麵包、餅乾、罐頭、飲料、優
酪乳等，無一不含糖。史丹佛及普林斯頓兩所大學的研究皆顯

保健筆記

吃素也要吃得健康

　　據統計，台灣素食餐廳是全球密度之冠，國外媒體曾經
稱台灣為「素食天堂」，大部分在台灣吃素的人是基於人道
及慈悲，當然也是對環保比較友善。不幸的是，不少台灣吃
素人口的飲食內容稱不上健康；往往太油、太鹹、太甜，並
且油炸及大豆加工食品（素肉）太多，難怪一些研究質疑吃
素是否真的較健康。

　　權威美國營養學院說在是「營養均衡之下」吃全素可以
「預防及治療疾病」，不過僅剔除蛋、肉、奶類食物的飲食，
並不代表「均衡」，一定要以天然植物食材，包括；蔬果、
全穀類、堅果及豆類為主，透過少油、少鹽、少糖的方法來
烹飪，才達到一個真正健康的「素食天堂」。

示，糖分會讓人有某種程度的上癮，該結論也許可以解釋食品加工業者為何喜歡在任何食品中添加糖分的原因。台灣的中央研究院及台灣大學也曾做過研究，發現近年來台灣人食用糖分的攝取量明顯增加。

● 科學見證 ●

　　一項追蹤 20 年，共計 20 萬人的哈佛公共衛生學院的研究（Harvard School of Public Health）發現，長期茹素的結果，一部分人罹患疾病的風險減輕，仍然有部分人的風險提高。

　　主持該項研究的研究員安比卡・薩提加醫師（Dr. AmbikaSatija）分析，過去不少研究並沒有先行查看素食者所吃食物質量的好與不好，有可能是吃了比較不營養的素食所致。

　　此項研究思考到多種吃素的方法，以吃全穀、蔬菜水果、堅果類為主的人，罹患心臟病機率減少 25％，但大量吃精製穀類、含糖飲料、甜點的人，心臟病提高 32％。

資料來源：哈佛公共衛生學院報告，2017 年

　　另外，衛福部統計資料顯示，45％台灣人是肥胖或嚴重肥胖；又，依照世界衛生組織的報告指出，在亞洲地區，台灣罹患癌症比例只有低於南韓，名列第 2。多項研究肥胖的報告顯示，引起肥胖的禍首是糖分，也有些報告是在研究糖分與癌症之間的關係。

　　糖分與糖尿病當然脫離不了關係，在台灣，糖尿病盛行率高於世界先進國家。一聽到糖，大家容易想到是白砂糖，但並

非所有糖分對身體產生的影響都是一致性，最糟的是高果糖玉米糖漿。普林斯頓大學所做的研究顯示，小老鼠食用高果糖玉米糖漿，所有的老鼠都長得嚴重肥胖，沒有一隻例外。

前林口長庚醫院腎臟科教授，也是臨床毒物科主任林杰樑醫師，曾經發表一篇文章，內容提到「**現代人的肥胖、脂肪肝、代謝症候群、高血壓、高血糖、高血脂、高尿酸，都有可能與過度食用高果糖玉米糖漿有關**」，但似乎所有的食品業者生產的食品，無論是麵包、餅乾、汽水、早餐穀片……，多半是含高果糖玉米糖漿，因為成本低，所以 30 年來其使用量呈倍數成長。另外，糖分種類還包括：蜂蜜、蜂糖漿、麥芽糖、濃縮果汁等，雖然對健康影響沒有高果糖玉米糖漿來得嚴重，仍算是糖類，食用過量仍然會讓血糖及胰島素升高。

● 科學見證 ●

　　有一項針對添加糖分與罹患心臟病的關聯所做的 15 年研究發現：如果每日總熱量 25 ％ 來源是糖分，比低於 10 ％ 的人死於心臟病的機率多 1 倍。

　　營養師及營養專家認為糖分是空熱量，是一種沒有維生素、礦物質、膳食纖維的營養素，食用太多的糖分，會排擠其他營養素的吸收。結果也顯示，即使攝取足夠的蔬菜、水果、全穀類食物，但同時又食用加大量糖分的食物，對健康是沒有用的，因為糖分吃太多，仍然會提高心臟病風險。

資料來源：美國疾病管制與預防中心及哈佛公共衛生學院，2014 年

健康與否，看個人飲食習慣

我們已從許多研究中得知，決定怎麼吃會影響身心健康，是無庸置疑的。但這不是新的主張，將時間往前推至 80 年前，知名主流醫學中的菁英分子福瑞德瑞克 • 霍夫曼（ Frederick Hoffman ），美國癌症協會創辦人，曾經出版一本討論飲食與癌症關係的書籍，就已明白揭露「**飲食型態應該被視為引起癌症的主因**」。

專題	正確判斷加工食品保健康

擁有健康飲食的第一步，是對工業化製造的高度加工食品說「不」。有時候要判斷一個東西是否為高度加工品，或會不會危害身體健康並不容易，以下是幾個簡易判斷原則及方法，提供參考：

1. **可以從買回來的東西是不是需要花時間烹飪來判斷**。譬如：你買的是 1 袋米、1 顆高麗菜、1 盒豆子，這些東西是食物，不是加工食品。如果你買回來的東西，唯一要做的是簡單加工，可能是沸水加熱，或是微波加熱，甚至打開後馬上就能食用，就可以判斷這些東西多數就是高度加工的即食食物，請避免食用。

2. **可以從包裝上面列出來的成分多與不多來判斷**。譬如：你買了 1 包乾麵條，包裝上載明的成分只有麵粉、水、鹽，代表這不是高度加工食物。相反地，如果你買的是泡麵，包裝上列出來的成分一定不少，有的很驚人的多達 50 種成分以上！成分多就是代表這是高度加工食物，而我們要選擇是簡單成分的食物。

3. **可以從成分中是否有奇怪、看不懂的名字來判斷**。譬如：你在某個食品包裝上看到好多種成分，而且有不少成分看不懂、不會念，就是高度加工食品。目前做為加工食品的原料有 6 千種之多，包含：著色劑、防腐劑、調味劑、乳化劑、增稠劑等等，食品業者添加這些，除了簡化食品製造的流程，還有延長產品的販售時間，但從健康角度來看，會帶來不輕的危害，因此含有念不出來的成分不要吃。

4. **可以從食物是來自廚房或工廠來判斷**。對身體健康有益的東西，不會來自工廠，從工廠生產的東西，一定會添加成分，即使看起來沒有添加，細究之下卻問題重重。譬如：你親手烘焙一個蛋糕，用的是新鮮雞蛋，但工廠生產的蛋糕，可能會使用高度加工的雞蛋粉；雖然不是新鮮雞蛋，仍然是雞蛋成分，真假難辨，拒絕食用從工廠製造的食品是良策。

世紀飲食大對決，誰最對健康有利？

從世界衛生組織持續研究全球肥胖的議題之中，我們可以發現從 1975 年到現在，全球肥胖人口比例增加 3 倍。從研究資料判斷，嚴重肥胖快速成長原因不是吃太多的「數量」問題，有可能是攝取太多碳水化合物，尤其是精製食物及糖分所形成。

有鑑於此，不少媒體及人士開始對碳水化合物進行妖魔化宣傳，並主張採取低碳水化合物飲食法。根據他們的說法，只要吃低碳水化合物的食物，愛吃多少脂肪隨你決定，身體自然就會苗條健康，目前正流行的「**生酮飲食**」就是典型代表。

低碳水化合物飲食法快速且蓬勃的發展，引起不少人的關注，而且覺得訝異，因為這與目前全世界活得最健康、最長壽族群的吃法背道而馳。這些長壽族群吃的都是高碳水化合物的食物，包括：沒有精緻的全穀類、豆類、水果、蔬菜等，裡面所含的脂肪量並不高，但他們沒有肥胖問題，更不用說嚴重肥胖。這些食物幾乎與生酮飲食法主張的食物完全相反，我們該如何理解？

事實上，碳水化合物進入身體後，會分解成葡萄糖，這是身體製造能量的營養素，對腦部發育及開發很重要。沒有被身體利用的多餘葡萄糖會存在肝臟及肌肉中做為「肝糖」，等到葡萄糖的儲存量太多，已經超越肝臟及肌肉負荷時，就會轉換成脂肪。

　　一聽到葡萄糖會轉換成脂肪，很多人會覺得糟了，身體會發胖！其實不然，會不會發胖是要看你吃的是哪一類的碳水化合物來決定。如果你吃到的碳水化合物不是來自精製澱粉，而是全穀類、豆類、蔬菜類、水果類等，這類食物含有豐富膳食纖維含量高，會使其消化速度比較慢，葡萄糖進入血液的速度也會很緩慢，因此較不容易發胖。

　　另外，身體還可以從這些食物吸收到各種有益身體健康營養素，譬如：維生素、礦物質、抗氧化物及植化素等；如果你吃到的碳水化合物來自精製澱粉或糖類，例如：波羅麵包、蛋糕、白米及白麵條……等，這類食物沒有膳食纖維，裡面所含的糖分很容易被身體消化，快速進入血液中，無法被身體有效利用及儲存，甚至還可能對身體造成負擔，引起慢性發炎或胰島素過量的問題，這些多餘的葡萄糖最終會轉換成脂肪儲存，形成肥胖。

　　為了避免對身體健康的危害，**最關鍵的做法是主食吃全穀類食物，而非精製澱粉類**，雖然糙米口感與白米不同，慢慢嚼不但更有味道，並且營養價值比只含澱粉的白米高很多。此外，燕麥、藜麥、小米、野米、蕎麥……等，這類全穀類食物含有豐富營養素，可以做為每日主食。其他，像：地瓜、芋頭，雖被列為蔬菜類，卻是許多傳統族群的主要食物來源，兩者都含健康的碳水化合物，含有多種營養素，有益身體健康的食物。

　　近期發表在期刊上的一篇來自美國、英國、北歐國家的研究分析，一共追蹤了近 80 萬名居民，發現每天吃 70 公克全穀類食物的人，比不吃或吃很少的人，整體早死機率減少 22％，罹患心臟血管疾病機率減少 23％，癌症死亡機率減少 20％。該研究再一次表達，許多傳統族群的居民因長期大量食用全穀類食物，幾乎沒有肥胖的問題。

無處不糖的危機

　　攝取過量糖分危害到全球居民眾的健康已是不爭事實，有鑑於此，2014 年世界衛生組織提出減糖建議標準，將原先建議的每天糖分攝取不超過總熱量 10％，下修到 5％。以平均來算，每人每天約減 6 小匙的糖分，約為 25 公克，用一罐 355ml 可樂做具體說明，裡面就含有 9.5 小匙的糖分，約為 39 公克，也就是說，只要喝了一罐 355ml 可樂，糖分攝取量已經超出世界衛生組織的建議量。

　　很多人知道含糖飲料的糖分很高，開始採取不喝、拒喝的措施。但悲哀的是，不是只有飲料含糖而已，幾乎所有加工食物的糖分都很高，譬如：標榜天然健康食品的全穀營養棒、營養早餐穀片、即時麥片都一樣；以小小的一根全穀營養棒為例，一份的糖分常常就超過 15 公克。

　　有人會說，自己又不是營養師，該如何知道哪些食物的糖分很高，又該如何避免？最便利的做法是看清楚包裝上載明的營養標示，台灣和其他先進國家一樣，衛生福利部會依法要求食品業者將營養成分標明在包裝上，所以購買或食用以前，務必詳閱營養成分，才會清楚究竟吃進了多少公克的糖分。

　　明知吃含糖食物對身體不好，可是嘴饞想吃點甜食，該怎麼辦？水果是最完美的甜點，而且含有豐富膳食纖維，進入血液中的速度緩慢，不太會引起糖代謝內分泌的錯亂，同時含有不少維生素、礦物質、抗氧化物質成分。

　　你還在喝碳酸飲料嗎？最新一項來自墨爾本大學的研究，發現一天喝一瓶含糖的碳酸飲料或其他飲料，罹患癌症機率會增加，建議還沒有戒掉含糖飲料的朋友，最好快點養成吃水果的習慣！

想健康，請把彩虹吃下肚

　　這是我的告白：在我小的時候，並不喜歡吃蔬菜，父母親餐餐的口頭禪是：「Eat your vegetables（把蔬菜給吃完）」。小時候的我，應該與大部分的小孩一樣，很不喜歡吃蔬菜，而我的父母和許多父母的想法一樣，都覺得吃蔬菜很重要，只是他們並不瞭解為什麼要吃蔬菜？

　　近幾十年來，隨著相關研究報告的出爐，終於讓我們瞭解多吃蔬菜真的有益身體健康。最近，倫敦帝國學院（Imperial College London）的學者進行一項大型分析，綜合 95 項不同的研究，人數分佈全球，總計 200 多萬人，他們發現如果每人每天可以吃到約 800 公克蔬菜、水果，可以避免 780 萬人早死風險。若依照降低比例來論，整體早死風險會降低 31％，至於減少疾病發生率：心臟病風險降低 24％、中風風險降低 33％、心血管疾病風險降低 28％、癌症風險降低 13％。

　　800 公克蔬菜水果分量聽起來很多，但完全符合全球**健康權威新谷弘實醫師的建議，「90％的食物來自植物」，也有專家認為，「95％更為恰當，或全部植物更好」**。無論你究竟吃了多少的蔬果，重要的是你有沒有想過到底要吃哪種蔬菜？有沒有思考過為什麼蔬菜有這麼多不同的顏色？

　　這些繽紛色彩的蔬果，除了有不一樣的維生素、礦物質外，還含有獨特的植化素，譬如：β- 胡蘿蔔素、花青素、茄紅素、葉綠素、葉黃素、大蒜素……等，同時含有不同的抗氧、抗老成分，所以挑選蔬果時，餐盤應該要拼成類似彩虹顏色，而不是只挑選單一的顏色，每日多多食用各種顏色組合而成的彩虹蔬果，可以攝取到多種有益身體健康的營養素。

吃錯了，心臟病、癌症跟著來

　　低碳水化合物飲食並非健康飲食法，同樣地，低脂肪飲食也是不健康的飲食，每天我們必須攝取少部分的膳食脂肪，才能維持身體健康。脂肪是生理重要營養素，具有協助身體吸收其他的營養素，以及製造重要荷爾蒙。至於脂肪攝取，最為重要的有 2 大部分，一是每天究竟要攝取多少脂肪？一是哪一類的脂肪是對身體最好？

　　追溯人類飲食史，從古至今，脂肪攝取的比例並不高，因為脂肪是高熱量食物，即使吃的是健康脂肪，如果食用過量也可能囤積形成體脂肪，也影響健康。

　　南美洲玻利維亞的屈瑪內（Tsimane）族，被視為全世界最健康的心血管，他們 80 歲老人，血管年齡和 50 多歲健康的美國人差不多，據知名醫學期刊《刺胳針》的調查，高達 85％屈瑪內人沒有心臟病風險，他們的飲食主要是碳水化合物，平均佔日常飲食的 65％以上，且其中攝取的膳食脂肪量僅 14％；而一般新進國家營養師建議每天攝取的脂肪比例，需占總熱量25％至 30％，屈瑪內人所攝取的僅一半而已。由此可見，要健康不必攝取太多膳食脂肪。

　　對很多人來說，要核算一天到底攝取多少比例的脂肪，不是件容易的事，最簡單的做法是食用含有健康脂肪的食物。

　　什麼是健康脂肪？從身體需要的必需脂肪酸來論，其中有兩種必需脂肪酸是身體無法製造，一種是 α - 亞麻酸，一是亞油酸，世界衛生組織建議兩者比例是 1：4，如果亞油酸比例過高，會造成身體慢性發炎，而醫學已經證明慢性發炎會引發各種疾病，譬如：高血壓、血管硬化、心臟病、糖尿病及癌症等慢性病。目前，不少先進國家，包含台灣在內，兩者比例經常是 1：30，亞油酸比例高得離譜，而 α - 亞麻酸比例攝取不足，比例嚴重失衡。

　　亞油酸來源多半來自多元不飽和脂肪酸，譬如：沙拉油、大豆油、芥子油、葵花油等。除了亞油酸比例過高之外，這類脂肪酸屬於多元不飽和，烹飪溫度越高越不穩定，很容易氧化，引起身體慢性發炎症狀，而高溫油炸為最不健康。

　　也有人建議使用椰子油或奶油，前者是植物油，後者是動物油，由於是飽和脂肪，油脂穩定，在高溫烹飪之下不容易氧化，但從研究資料進行分析，長期食用這類油脂，對有心臟病及心血管疾病的患者來說，仍不盡理想。

　　最為大家推崇的地中海飲食法，認為使用橄欖油有益身體健康，但是研究指出，地中海飲食對身體的好處，並不是因為使用橄欖油，而是吃了多種植物及少吃動物性蛋白質的因素。

　　到底哪一種油對身體最健康？說穿了，所有的油品在某個

程度上都必須加工，從健康角度探討，少吃油比較好，尤其是
要用於高溫的烹飪。那麼膳食脂肪最好來自哪裡？答案是來自
食物。某些豆類、穀類、水果類、堅果都含有部分的 α - 亞麻酸、
亞油酸及油酸，油酸也是一種對身體有益的健康脂肪，而食物
中最優質的膳食脂肪來源是適量的堅果類。

　　2013 年哈佛醫學院發表一篇研究，花了 30 年持續追蹤 12
萬人，發現經常吃堅果及脂類食物的人，與那些不常吃的人相
較，死於癌症、心臟病、心血管疾病及支氣管的比例降低很多。
研究人員認為堅果類的不飽和脂肪具有保護心臟、預防癌症及
抗氧化、抗老的作用，另外還含有豐富的鈣、鎂、鉀礦物質。

　　至於膳食油脂的攝取，哪一種比較好？**膳食油脂最好盡量
少用，若是需要，請盡量使用較好的膳食油脂**。加工食品多半
是用多元不飽和脂肪酸，因為製作成本很便宜；而最廉價又最
不健康的油脂就是大豆油，它需要利用高溫及化學物品進行萃
取，也就是說，在油脂尚未冷卻灌入包裝瓶之前，油脂已經氧
化了。美國加州大學的一項研究發現，長期食用大豆油引起的
嚴重肥胖、糖尿病比攝取高量的糖分還要嚴重。

　　油脂中對人體最具毒性是「反式脂肪」，研究顯示，反式
脂肪對心血管、腦部、細胞等傷害至深，台灣自 2018 年 7 月起，
食品中完全禁止使用含有「人工反式脂肪」的不完全氫化油。

含有健康脂肪的食物

食物名稱	α - 亞麻酸	亞油酸	油酸
核桃	✓		
亞麻籽	✓		
南瓜籽	✓		
豆腐	✓		
毛豆	✓		
杏仁		✓	
松子		✓	
葵花籽		✓	
巴西堅果		✓	
葡萄		✓	
開心果		✓	
花生			✓
酪梨			✓
橄欖			✓

　　它是來自多元不飽和脂肪酸加工而成的,當油加入氫會改變脂肪酸結構,藉以提高穩定性及耐高溫,讓植物油像動物油的特質:呈現半固態,更具有耐儲藏、價格低廉,以前多用在烘焙食品的加工製造,像是:餅乾、麵包、甜甜圈之類,還有人工奶油。因為健康疑慮,在世界衛生組織的呼籲之下,很多先進國家逐漸在禁用,不過許多開發中的國家仍然使用,值得注意。

　　若要做為高溫熱炒的烹飪油脂,最好使用少量的芥籽油,而且要挑選有機芥籽油,避免使用「基改芥籽油」。因為基改農作物常是大規模栽種,可能會使用農藥,有健康安全顧慮。酪梨油在高溫下,穩定性高,營養價值又好,只可惜價格昂貴,

在台灣販售地點不多。

　　至於前文提到的椰子油及奶油，雖然耐高溫、不易氧化，但是研究指出，長期食用飽和脂肪酸，對有心臟病、心血管疾病患者來說，具有健康風險，仍然不宜食用。若是做為涼拌、沙拉的油脂，可以使用低溫萃取的橄欖油、亞麻仁油、芝麻油，橄欖油的單元飽和脂肪酸及亞麻仁的 Omega3，對於心血管健康有益。

專題　　　　　　　　長壽族群都吃這個

　　如果有人問說，從研究分析角度來看，哪一種食物最具有抗老、延壽好處？答案是豆類。有一篇由瑞典、印尼及日本專家共同發表的研究報告，標題是「豆類：不同民族的老人延壽指標」，這項研究來自 3 個不同族群 70 歲以上老人的飲食分析，包含：地中海的希臘、歐洲的瑞典及亞洲的日本。希臘人最常食用的豆類有：鷹嘴豆、扁豆、白豆；日本人最普遍的飲食是：黃豆製品，有黃豆、豆腐、納豆、味噌；瑞典人也將豆類視為飲食中的重要食物。

　　研究發現，每天攝取 20 公克以上的豆類食物，可以降低 8%死亡機率。為什麼豆類會成為延壽食品？主要是因為它們提供了優良蛋白質，同時含有豐富的礦物質，如：鋅、鎂、錳、鈣、鉀、

銅等；及豐富的維生素 B 群，尤其是葉酸（維生素 B9）。另外，抗氧化物質「多酚」的含量也不少。研究分析，豆類因為脂肪量低、膳食纖維豐富，可以降低膽固醇、血糖，也有預防癌症、心臟病效果，並有減輕體重作用。

雖然亞洲人吃的豆類以黃豆為主，其實豆類品種非常多，包括：鷹嘴豆，扁豆、腰豆、花豆、黑豆、蠶豆、米豆、綠豆、紅豆……等。每種豆類都含有豐富營養素，雖然不是所有的豆類在台灣都買得到，目前能夠買得到的越來越多，可以多多嘗試將一些不一樣的豆類食材帶入自己的飲食。

即使經常只吃黃豆及黃豆製品，譬如：豆腐、味噌、豆漿，也對健康有益。2007 年日本一項研究發現，1 週吃 5 次黃豆食品的女性，中風風險比 1 週吃 2 次黃豆類食品降低 36％，死於心臟病的比例降低 69％。

乳製品會強化骨骼及牙齒？

在美國，乳製品業者為了提高乳製品銷售量，每年至少花費 10 億美元的宣傳費用，不斷呼籲民眾要多喝牛奶及食用乳製品，認為補充鈣質，對強化骨骼、牙齒非常重要，但這種說法真的有科學根據嗎？

　　人類是哺乳動物，但除了人類以外，沒有任何的動物在斷奶後，繼續飲用母乳，更不會喝其他動物的奶，難道人類是例外嗎？站在科學角度分析，飲用乳品對強化骨骼及牙齒的作用，並沒有如同廣告宣傳來得效果卓著。

　　近期英國醫學期刊發表一篇知名瑞典大學所做的大規模研究，這項研究一共追縱 10 萬名男性及女性，發現喝越多的乳品，女性的骨折風險越高，甚至可能升高死亡風險，包含死於心臟病及癌症的風險。

　　為什麼乳品喝越多，骨折、死亡風險越高？目前有諸多不同的解釋，其中有一項解釋是說鮮乳中含有 D- 半乳糖（D-galactose），這是一種會引起發炎、老化及氧化的物質。另外，鈣的主要作用不只維持人體骨骼及牙齒，還具有中和血液酸鹼度的功能。

　　血液中的酸鹼度必須維持在穩定一個間距很小的數值之內，如果血液太酸，人體會從骨骼及牙齒釋放鈣質中和酸鹼值，呈偏鹼性。雖然牛奶含有豐富的鈣，但是牛奶是酸性食物，其所含的蛋白質也是酸性物質，而牛奶中所含的鈣量並不夠中和其造成血液中的酸性。因此食用越多的乳品，攝取到的鈣量越為負數。

　　不從喝鮮乳或食用乳製品中獲取鈣質，又要從哪裡攝取鈣質呢？其實，有不少植物中的鈣含量也很高，可以經常補充，

譬如：深綠色蔬菜、海菜、芝麻都是優質的鈣質來源。哈佛大學教授大衛‧路德維（David Ludwig）在《美國醫學學會兒科雜誌（Journal of the American Medical Association Pediatrics）》發表的論文中，質疑牛乳對人體的營養價值，認為人體的營養需求不包含動物的奶，飲用牛奶不能預防成人的骨質疏鬆及骨折問題。

此外，像大象、犀牛等大型動物，體格非常強壯，斷奶之後也沒有在喝奶補充鈣質，牠們的鈣質來源是植物。從地球幾百萬年的演化來看，動物們的鈣來源也是以植物為主，人豈能例外？**要補充鈣質，最好的做法就是從深色綠葉蔬菜中取得，除了鈣含量豐富以外，還有許多抗氧、抗老、抗病的維生素、礦物質及植化素。**

吃的方法與內容同樣重要

討論健康飲食時，多半是看吃的內容來決定，但是怎麼吃、什麼時間吃，也很重要。即使吃的內容是健康飲食，如果時間不對，那麼獲得的好處可能會打折。什麼是吃錯時間？讓我們先從基因角度探討。

白天是人類活動的時刻，因此進食、消化及吸收的最好時間是在白天運作。美國德州大學西南研究中心的研究人員發現

實驗室裡面的小白鼠，如果是在休息或夜間時刻被吵醒進食，即使進食內容及進食量與對照組一模一樣，牠們的體型會較發胖，而對照組的體重是正常的；研究人員認為該結果同樣可以套用在人類身上。

如果整天待在家裡坐著不動，看電視或休息，吃零嘴、吃消夜，就會在身上囤積脂肪，身體也會啟動免疫系統警鈴，釋放發炎因子，反而會形成慢性發炎反應。要如何吃得健康，避免老化及形成代謝症候群的發生？以下有幾個方法提出來可供大家參考：

1. 不要在兩餐之間吃點心。

2. 吃完晚餐後，到隔日早餐的時段，不要再吃東西。

3. 晚餐到隔日的第一餐，相隔 12 至 14 小時最為理想。

從研究得知，以上這種不讓身體有負擔，而且有休息的進食方法及有相隔的時間，對身體健康絕對有益。

饑餓是調節飲食量的老朋友

從人類發展史來看，多數的時間都有饑餓陪伴，獲取食物的當下，我們一定會感覺到肚子非常的餓，如果剛吃不久，又有了食物，就會將食物儲存起來，等到餓了以後再吃。但是現在的富裕國家，24 小時都有食物可以吃，比方說不打烊的便利

商店、速食店及超級市場，會不斷提供各種食物，因此要吃食物的感覺與饑餓感受之間脫節了。

　　我們是因為肚子餓了吃東西？還是為了娛樂飲食？有多少人看電影時吃爆米花是因為肚子餓？無聊時也會吃食物解悶，甚至沒有什麼理由，想吃就吃。這種全天候食物供應無虞的飲食法，對我們的健康或多或少都有一定程度的影響。

　　饑餓感對身體來說，是很寶貴的生理訊號，腦部會傳遞訊息給消化器官要分泌重要的消化酶，如果沒有真正的饑餓，身體是不會分泌完整的消化酶，此時吃進去的食物就不會完全消化及吸收。

　　美國康乃爾大學的研究人員發現，在沒有感覺到饑餓感時進食，血糖濃度會高過饑餓時進食的濃度，而且不饑餓時吃得過量，更易形成體重過重問題。此外，還可能會出現記憶衰退、智能障礙的後遺症；最近哈佛大學所做的研究，即已證實如此。顯見為了身體健康，必須重視身體發出來的饑餓感訊息，只有饑餓感出現時才吃東西。

「法國悖論」的真實原因

　　許多人對法國飲食的印象是高熱量食物，他們常吃的乳酪、全脂牛奶、薄餅、法國麵包等，飽和脂肪相對偏高，但是

法國人罹患冠狀動脈疾病的發生率相對比美國人來得低很多，站在流行病學角度觀察，這與普遍認知飽和脂肪是冠狀動脈疾病危險因子的論點相互矛盾，因而稱為「法國悖論（French Paradox）」。

有部分的人不認同這個論點，但哈佛大學的安東尼・柯瑪洛夫（Anthony Komaroff）醫師表示，這種現象確實存在，而且可以從研究當中獲得證明，他認為法國人吃東西的速度比美國人緩慢 60％，即使吃的是速食也是如此。吃的速度越慢，相對地吃的量就會減少，如果吃得速度快，很容易吃得過量，因為身體還沒有讓腦部知道你吃飽了，所以你會一直吃；除非你是慢慢吃，讓身體吃飽的訊號與腦部連接起來，才會發出吃飽的訊息，不會繼續吃。柯瑪洛夫醫師同時提到，吃到飽的餐廳會刺激我們要吃得過量，在法國幾乎看不到。

日本最新的研究也有相同結論，支持柯瑪洛夫醫師的看法，這是針對 6 萬名糖尿病患者的分析研究，其中慢慢吃，有 21.5％是嚴重肥胖，但是吃的速度太快，嚴重肥胖的機率會提高到 45％，若是慢慢咬食物，會有助消化，原因是唾液中含有酵素，會對食物做初期的分解及消化，幫助身體吸收更多的營養素，**從分析中可以瞭解，為了避免過重及肥胖衍生而來的疾病，請降低吃飯的速度，慢慢吃會讓你不要吃得過量，減少肥胖及產生因肥胖帶來的疾病後遺症。**

HEALTH

第 4 章

只坐不動，
可能讓你老得快

那些認為沒時間運動的人，
遲早會需要騰出時間來養病。
——愛德華·斯坦利（英國政治家）

明明是抗老仙丹，肯服用的卻不多

運動被視為關鍵抗老保健方法之一，自有其道理。不少研究顯示，運動可以預防各種疾病發生率，舉凡：癌症、心臟病、糖尿病、阿茲海默症、骨質疏鬆症……等。

此外，還可增進記憶力，提升學業成績及工作表現、降低緊張情緒……等多種好處。所以運動被喻為青春之泉，人們多運動不僅體態年輕，皮膚看起來細緻、有光澤，人也變得容光煥發。運動好處多多，是有效的抗老仙丹，但弔詭的是，很多人不重視運動，懶得讓身體動起來，而願意養成運動習慣的人，往往不清楚哪一類運動有抗老保健效果。

衛福部國民健康署近期調查發現，15 歲以上國人，75％的人活動量不足，遠遠超過其他國家；日本是不愛運動的國民，運動不足比例為 65.3％；美國肥胖及嚴重肥胖的人口眾多，運動不足人口比例是 43.2％；至於荷蘭國民，僅有 2 成的人運動不足。從以上數字相較，台灣已成為全球運動不足之首，尤其是 35 歲到 39 歲的壯年，運動不足比例高達 83.2％，情況最為嚴重。

這個現象可以推估為何台灣 50 歲以上的民眾，超過半數上有代謝症候群原因之一，畢竟研究顯示代謝症候群與運動不足有密切的關係。

● 科學見證 ●

　　美國有不少研究及統計數字顯示，活動量與壽命長短有絕對的關聯性，雖然可能因種族、性別及年齡上有所差異，但基本結論都一致，凡活動量越大的人，壽命越長，生活品質也能提升。

　　從部分族群中的研究發現，從事較為費力的活動每 1 小時，壽命可以增加 11.3 個小時，換算下來，從事 2 小時費力的活動，就能提高 1 天的壽命，依此計算，每個星期從事 2 小時費力的活動，連續 40 年，就可以多活 5 年半。

資料來源：美國預防醫療期刊，2013 年。

人類已變成「不動」的動物

　　若從人類歷史演變的角度來看，運動是一個相當新的觀念。人類生存地球的歷史約百萬年，為了生存，每天都會上演各種活動，包括：打獵、採集、尋覓木柴、砍柴、搭蓋居住地、追逐及躲避敵人。根據人類學家研究，人類的老祖宗隨時處在饑餓與生存的界線，每天平均會走 20 到 30 公里。即使到了發展農業社會，人類追求安居樂業的生活，但多數人仍是從日出到日落辛勤耕種，不分男女都吃力地工作。

　　英國劍橋大學考古研究發現，早期農業社會女性的手臂力量，比起目前頂尖運動選手的力量還要來得粗大；由此可見，人類長期以來都是在大量的活動中進行。不過，短短的 100 年來，突然之間人類生活有了重大改變，活動量大幅度銳減，一

位專家貼切描述這種改變：「我們突然之間從大自然中走出來，將賴以為生的工具、武器換成椅子與電腦。」目前，先進國家多數的人民，正常生活型態是常常不動，而不是活動，因而嚴重影響到我們的生命與健康。

　　世界衛生組織公佈了 5 大危險因子，包含：高血壓、抽菸、高血糖、肥胖及不運動，其中抽菸與不運動兩個因子被視為不良生活習慣，大多數人都會以為抽菸害處更為嚴重，但一項研究發現，有嚴重肥胖且有抽菸習慣的人，如果每天有 30 分鐘活動習慣，會比身材苗條、不抽菸，卻不運動的人來得長壽。

● 科學見證 ●

　　加拿大有一項針對一批患有嚴重基因疾病的小老鼠進行提前老化研究。科學家將小老鼠分成 2 組，進行了 5 個月研究；一組採取不運動的靜態生活，一組採取每週要做 3 次的滾輪運動。研究結束後發現，不運動的小老鼠奄奄一息，毛髮大量脫落，沒掉落的毛髮變白變粗、肌肉萎縮、心臟無力、皮膚變薄、聽力惡化。有運動的小老鼠，外觀幾乎與健康小老鼠相同，毛髮沒有掉落，顏色很黑，看不來有病，活動力很強，在籠子裡面跑來跑去，具有生殖能力。

　　研究人員表示，透過規律的運動，可能令提前老化的小老鼠，因而延緩老化速度。小老鼠死後，研究人員解剖遺體發現，沒有運動的那批小老鼠，全身堆積脂肪，半數有腫瘤，有運動的那批小老鼠，囤積脂肪不多，一個腫瘤都沒有發現。

資料來源：加拿大麥克馬斯特大學，2011 年

比傳染病更為可怕的健康危機

　　好幾個世紀以來，對人類生存最大的威脅是傳染病，這也是為什麼百年來，多數人類壽命無法超過 50 歲的主因。現在不同了，世界衛生組織統計，全球 70％的死因都是來自非傳染性的疾病，以慢性病為主。

　　美國有一項針對中年以上女性進行的大規模研究，顯示活動量高的女性，所有死亡機率，都比活動量低的女性少 40 到 50％，而且所有與健康不良的數值（包括低密度膽固醇、血壓、血糖、三酸甘油脂）都會下降；如果做對的運動，心血管健康重要的指標之一，高密度膽固醇，會提高，肌耐力也會增加。

　　最不可思議的是，運動會讓基因染色體的端粒會變長，端粒的作用在於保護 DNA，端粒越長，壽命就越長，運動正是最好的延壽之道。「美國疾病管制與預防中心（CDC）」網站曾經發佈一則雋語：「個人生活中，很少有比運動對健康影響更大的做法。」顯見運動對於獲得健康具有深遠的影響力。

失去自由比死亡更恐佈

　　沒有人會期待有一天醒來時，感受到自己已經開始老了，骨頭及關節不時地疼痛，自己的行動大不如前，就會感受到老化真的來臨了！「50 歲以後，一年不如一年；60 歲以後，一日

⊙ 科學見證 ⊙

　　美國國立衛生研究院及美國癌症協會合作的一項研究顯示，運動可以減少 13 種癌症發生率。這個研究時間長達 11 年，研究人員追蹤 140 萬人的活動量。整體而言，有運動習慣的人發生癌症的機率比起沒有運動習慣的人下降 7 %，對於 13 種癌症發生率的減少有實質上的幫助。

　　研究人員認為運動可以降低癌症發生率的主因，一是運動可以抑制某些會引起癌症的荷爾蒙，二是會控制血液中過高的胰島素分泌。

資料來源：美國醫學協會內科醫學期刊，2016 年。

不如一日。」這是來自一位好友的名言，聽起來幽默，卻貼近現實。一個人是否可以獨立生活，與行動便利息息相關。多年前英國進行一項調查，發現老年人認為失去獨立生活的自由，比起失去生命來得恐怖。

　　2018 年，活到 104 歲的澳洲科學家大衛・古道爾博士（Dr. David Goodall），他是澳洲有史以來最長壽的科學家，飛往瑞士進行安樂死，之前他表示：「我很後悔活得太久，我的生活品質不斷在惡化。」而古道爾博士坦承，他生活品質惡化的主因是行動不便。

　　但從整體觀察，與不少 50 歲的人已經感受到行動大不如前相比，古道爾博士算是幸運之士，他的行動不便是活到百歲以後才開始，而不是更早。不過，從多項研究顯示，老年人的行

動力下降並非命定，若能一直維持很好的活動量及規律運動，不僅可以預防各種疾病，也能預防臨老時身體可能遇到的摧殘狀況。

　　不少人有一種感覺，年紀越大，活動量及行動會越少。諷刺的是，恰恰相反，年紀越老，活動量要越大。英國期刊刊載一篇報導，這篇報導的標題正是「**活動是老年人最好的良藥**」，顯見越老越要活動的重要性。

銀髮族最害怕的健康危機

　　你認為影響老年人健康的最大威脅是什麼？癌症或是阿滋海默症呢？答案是跌一跤。

　　不要認為是高低階的跌跤，就算是站著跌一跤，都有可能帶來相當大的傷害。根據研究，70 歲的老人若有跌跤情形，2

● 科學見證 ●

　　運動有助中風後的復健成效。有一項針對 736 名中風患者的研究，發現運動對於中風病人智能恢復的效果，有鐵一般的事實，效果最好的是有氧運動，再搭配柔軟操及平衡訓練的三合一運動。

　　研究人員表示，運動 12 週就可以見到進步效果。不可思議的是，有位中風 2 年半才開始運動的患者，透過三合一運動的訓練，一樣可以感受到智能恢復的進步。

資料來源：匹茲堡大學，2017 年

年之內往生的機率比任何其他病因（心臟病、癌症等）還要高；
而摔死的比率會比年輕人多出 3 倍；另外，有 25％的老人，跌
一跤後無法回復到獨立生活的自由型態。

　　為什麼跌一跤會成為老人致命的傷害？主要原因就出在骨
頭脆弱、肌力不足。多半的人都瞭解老人家容易罹患骨質疏鬆
症，跌了一跤以後，容易骨折，但很少人會關注「肌少症」的
問題。我們從 23 歲開始，肌肉量就會逐年往下降，到了銀髮族，
已經減少了 40％以上，會影響身體平衡機制及走路方式，不但
跌跤機會相對升高，而跌跤時因為肌肉少無法保護脆弱的骨頭。

　　依據美國約翰霍普金斯大學醫學院的研究，肌少症是老年
人功能衰退及失去獨立自由生活的最大因素。如何避免骨質疏
鬆、肌少症帶來的傷害？答案非常明確，就是運動，包含肌力
訓練的運動。研究顯示，肌力訓練或帶有重量的運動，可以增
加肌力，同時有逆轉骨質疏鬆症的作用。

● 科學見證 ●

　　德國有一項運動研究，讓 65 歲以上女性參加為期 18 個月的
運動計畫，結果分析，運動可以有效增加骨頭密度及減少摔跤風
險，不管哪一個年齡，甚至超過 100 歲，透過肌力訓練可以改善
肌肉大小及質量，可以有助提升老人家自由獨立生活的功能。
資料來源：美國醫學協會期刊，2010

身體健壯，腦部靈活不衰老

　　運動不僅強健體魄，還有健腦、抒發情緒的功效。先進國家人口老化趨勢，智能障礙也會越來越嚴重，全球每 4 秒就有一個老人失智症的發生率；國際研究指出，2050 年全球會有超過 1 億 1 千 5 百萬老年失智症患者，台灣失智人口預估將會攀升至 65 萬人，也就是每 100 個人會有 3 位老人罹患失智症。

　　失智症的前期是「輕度知能障礙（MCI）」，研究顯示，運動可以預防及逆轉 MCI 的發生，主要作用是減少胰島素阻抗、降低慢性發炎，同時刺激生長激素的分泌。生長激素影響腦部健康一些化學物質，會促進腦部新生血管的成長，甚至關係到新腦細胞的生存及數量。

　　運動還會幫助抒發情緒及降低睡眠障礙，減少壓力及焦慮，而這些因素都可能引發知能障礙或讓其病情惡化。有人建議要讓腦部年輕化，必須大量使用腦力，但從證據顯示，只是使用腦力，年輕化效果大大不如運動，而越早投入運動，預防腦部失智的效果越大。

常運動能保好心情

　　運動不只有活化老化腦部效果，對任何年齡的腦部發展都有正面效果。研究發現，運動可以增進腦源性神經滋養因子

●｜科學見證｜●

　　英國研究人員做了一項觀察運動習慣的研究，參與者是生於
1936 年蘇格蘭的 838 位居民，當時年齡 70 歲。研究員首先會請
他們填寫問卷，包括：個人運動習慣、多久一次會參與腦力開發
的活動、經常參加哪些社交活動。

　　3 年後，他們 73 歲了，經過核磁共振檢測發現，經常運動（像
每週多次健行）的人，腦部萎縮現象比很少運動的人來得低，運
動次數最多的參與者，腦部萎縮情況最低，至於沒有經常運動，
卻大量使用腦力的參與者，並沒有獲得相同功效。

資料來原：蘇克蘭愛丁堡大學，2012 年

（BDNF）分泌，這是一種促進神經成長的蛋白體營養素，可以
提高腦部血液循環，激發新的血管成長及促進神經生長，以及
修復腦細胞作用，避免腦細胞退化。

　　另外，運動會提高腦內啡（endorphin）的分泌，這是一種
「快樂荷爾蒙」，有助舒緩情緒，降低壓力作用。目前，全球
都面臨壓力高漲、精神不安的狀態。2015 年台灣一項調查研究
顯示，75％台灣人感覺在工作上有壓力，70％有睡眠障礙。

　　世界衛生組織視憂鬱症已經為全球疫情，同時表明憂鬱症
是全球健康不佳及無法正常生活的首要原因，從以下數字可以
一窺端倪。2017 年世界衛生組織公佈全球憂鬱人口已超過 3 億，
2005 至 2015 年 10 年間人數增加了 18％，除了臨床判定的憂鬱
症以外，還有數億人口都有焦慮、情緒不穩及睡眠不穩、消化

不良、疼痛等身心症。幸運的是，運動對於心理及情緒健康皆有相當優異的正面影響。

● 科學見證 ●

　　有一項大規模國際研究顯示，運動有相當程度可預防憂鬱症的發生，該項研究是由西雪梨大學主持，持續追蹤 8 年，共計 26 萬人參與，研究結論震驚不少專家。他們發現，無論年齡大小，不分來自歐洲、北美、大洋洲等國家，只要每週能夠達到 150 分鐘左右的有氧運動，包括：騎單車及快走，罹患憂鬱症的比例會下降，研究人員表示，在全球憂鬱人口不斷攀升的情況之下，有規律運動習慣的人，得到憂鬱症的機率會減低 15％，效果相當顯著。

資料來源：美國心理學期刊，2018 年

抗老仙丹好處多多

　　透過運動可以降低心臟病、糖尿病、癌症等重大疾病的發生率，減少腦部退化，預防憂鬱症，還能在邁向年老時維持獨立自主的生活，已經是值回票價，但從研究結果來論，好處更為廣泛。

1. **減肥**。經過一段時間的有氧訓練，身體及細胞可以代謝更多的脂肪，讓能量獲取來源不是只有醣類，還能有效燃燒脂肪，縮小脂肪細胞。

2. **精力提高**。根據研究，連經常感到身體疲憊的人，一旦開始

運動，都會發現精力跟著旺盛，不但會促進荷爾蒙的分泌，動得越多，身體會產生更多調控細胞能量的粒線體，能提高身體能量。

3. **健康皮膚**。運動會促進血液循環，帶來氧氣及養分，會幫助皮膚健康，也能促進傷口癒合。

4. **增進視力**。有多項研究顯示，經常運動，可以減低眼睛提早老化的風險，像：白內障、青光眼……等，同時可以控制跟眼睛疾病有關的高血壓。

5. **改善消化**。這是一項不可思議的發現，運動可以改善腸道菌叢分佈，不僅有預防便祕、大腸憩室症，還有降低大腸癌發生率。

6. **有助睡眠**。研究發現，經常運動的人，可以快速入睡，而且會沉睡，白天比較不容易感到疲倦，專家表示，運動會減少壓力，有助內分泌平衡，提高睡眠品質。

坐著不動的傷害，比抽菸恐佈

若有人跟你說，有一件事情你做了之後，可能會引發心臟病、糖尿病、癌症、老人失智症、消化不良、肥胖、肌肉萎縮、腰部痠痛或頭頸部疼痛……等病痛，你一定會很努力避免做那件事情。但悲哀的是，絕大多數人不但沒有，而且天天都會做

◉ 科學見證 ◉

　　希望小孩功課更好嗎？或許讓他們花更多點時間運動，可能比埋首苦讀的效果還要好。研究發現經常運動的小孩，比起沒有運動習慣的小孩，思考更為敏銳，學習速度更加快速。

　　另外，因運動練就出體格精實的小孩，各項認知檢測成績更為優異，記憶力又強，處理多元事務的能力也很高。透過腦部核磁共振檢測，發現這群小孩的「海馬體（Hippocampus）」比一般沒有運動的小孩來得大，而海馬體是掌管腦部記憶及學習管理中心。

資料來源：腦部研究期刊，伊利諾伊大學之研究，2010 年

好幾個小時，到底是什麼事？答案是「**久坐不動**」。

　　美國梅約醫學中心內分泌科教授詹姆斯・朗文（James Levine）毫不保留指出，現在的人健康都被「坐」掉了，久坐不動比抽菸危險，奪走的人命比愛滋病還多，依照他的研究，每坐 1 小時，壽命會減 2 小時，難怪有人說，**久坐是「新菸害」**。

　　久坐不動造成的後遺症，不只是對生理有害，不少研究發現，不少精神方面疾病，比如：壓力、不快樂、焦慮、憂鬱……等，都與久坐不動相關。澳洲一項研究發現，每天坐超過 7 小時的女性，發生憂鬱症比例比起每天坐 4 小時以內的女性高出 47％。

　　我們的老祖宗疲累時，也會席地而坐或坐在略高石頭上稍

作休息，但不像先進國家的人民，每天都坐著好幾個小時。從
人類歷史演變來看，毫無疑問這是個空前的新習慣，畢竟我們
目前所使用的椅子發明不過是幾百年而已，卻讓坐著的習慣影
響身體健康。令人擔憂的是，就算每天規律運動時間高達 1 小
時，也只能降低 15％久坐不動對身體的危害，該怎辦？（改善
久坐不動的方法請見 107 頁）

🔘 科學見證 🔘

　　每天坐在辦公室拼命工作，是有機會提高升官機會，相對
地，罹患心臟病、糖尿病、癌症的機率也會跟著提高。一項包含
18 項因素的研究分析，一共分析 88 萬人的久坐對身體健康的影
響，結果發現坐著時間最長的人，罹患糖尿病風險高出 112％、
心血管疾病風險高出 147％、心肌梗塞或中風引發的死亡增加
90％、提早死亡率提高 49％。研究人員同時提出，大部分成年
人睡覺以外，50％到 70％的時間都在坐著。

資料來源：糖尿病學期刊，2012 年

現代人姿勢的大災難

　　我搭乘捷運時習慣站著，並且會觀察乘客的坐姿，不少是低著頭、駝著背，滑著手機的年輕上班族，有些人的身體甚至東歪西斜，此時不免浮起另一個畫面，下了捷運站後，這群人可能又得埋首電腦螢幕前工作，再度接受不良坐姿對身體的挑戰，不禁為他們未來的健康捏一把冷汗。

姿勢不對，健康也會出問題

　　或許有人會問：「有這麼嚴重嗎？」但，國外多篇研究指出，姿勢不良會引起比我們想像中更廣泛的健康問題。依據哈佛大學醫學院報導，不良姿勢會影響到腹腔器官的位置及功能，也會阻礙正常呼吸及攝氧量，引起頭痛，影響情緒，更不用說腰部疼痛困擾。

　　一項由世界衛生組織及好幾所知名大學（美國哈佛大學、日本東京大學等）共同參與的大型研究，發現腰部疼痛困擾在全球疾病負擔排名第 6，對全球健康影響比瘧疾、糖尿病、肺結核、肺癌這些疾病都要來得高出許多。

　　根據《時代雜誌》報導，美國一年治療腰痛的醫藥費用約百億美金（約 1 兆 5 千億新台幣），是台灣 2018 年總預算 1 兆

9 千億新台幣的 75%。在台灣，腰痠背痛也是許多人邁入中年後必須要面對的健康問題。

你的頭部位置正確嗎？

　　無論是在學校、辦公室，或搭捷運、坐公車的時候，不妨注意一下周遭人的站姿或坐姿，特別是頭部的位置。

　　你可以想像站立時，從側面來看，有一根繩子頭部直接垂落到腳跟，經過耳朵、肩膀、髖關節、膝關節、腳踝關節、腳跟時，全部的位置都應會落在垂直線上。坐著時，也一樣要呈垂直線。但你會發現，許多人的耳朵不會在這條垂直線上，頭部也會往前傾，呈所謂的「頭部前置姿勢」。

　　頭部前傾姿勢會引起長期肌肉緊繃、椎間盤凸出、關節炎，還會壓迫到神經，其中有一個非常重要的關鍵問題，由於我們的頭部很重，平均 4.5 至 5 公斤，受到地心引力下拉力量，當頭頸部位置離開身體垂直支撐線 2.5 公分時，頭部對身體相對的重量會提高 1 倍，離開 5 公分以後，又增加 1 倍，變成 14 至 15 公分左右時，要支撐這麼大的重量會對頭頸肩部形成重大壓力，同時影響全身的中心點及姿勢。

　　問題是如果全靠脖子來支撐，人很快就會往前倒，此時全身關節及肌肉力量必須改變正常姿勢以因應快要前倒的姿勢，

同時會對全身健康形成負擔。頭部前傾姿勢不只會造成肌肉緊繃、關節（脊椎）衰退，也會阻礙肋骨伸展及壓迫到橫膈膜，會出現疲倦、呼吸不順的問題，導致肺活量降低，呼吸變淺，因而形成疲倦、精力不足、體力不支，全面影響生活品質。

　　壓迫橫膈膜的情況，也會影響到消化系統，出現消化不良或便祕狀況，同時頭部血液循環及輸送頭部氧氣的作用會受到阻礙，連帶影響腦部功能，視力及聽力跟著下降，情緒也會大受影響。

● 科學見證 ●

　　日本研究人員發現，站姿挺直與否，可以預測未來年老時的獨立生活能力。該項研究共研究 804 名 65 歲以上的長者，首先測量脊椎往前傾的角度，從角度的改變程度研判未來是否需要有人協助他們的生活起居，經過 4 年半的追蹤，研究人員發現身體不正，有往前傾的人，需要其他的人協助生活起居的比例，比起脊椎正直的人高出 3.47 倍。

資料來源：老年病學期刊，2013 年

用正確的運動及姿勢塑造全新的你

研究顯示得很清楚，像抗老，包括避免許多現代人最為苦的慢性病，運動似乎可以說是萬能的，只是運動種類很多，該怎麼選擇。是要慢跑、舉重、瑜伽、提拉皮斯，或是打籃球、網球、高爾夫球。到底要花多少時間運動才有效？流汗就對身體好嗎？會不會運動過頭了？如何避免運動傷害？多數人開始從事運動計畫之前，很少思考這類問題。

到底哪一種運動有助體健康？這牽涉到你發問的對象，畢竟瑜伽老師、健身教練回覆的答案會不盡相同，為了避免混淆及無所適從，我們應先從研究有足夠證據，釐清與運動相關基本概念。

培養運動習慣是第一步

2018年衛福部統計指出，75％以上台灣人所從事的運動項目無法達到基本保健標準，而台灣女性運動不足人口更高達85％，顯見台灣人身體活動不足已是不爭事實。發佈該項統計數字之際，衛生官員同時表示，台灣10大死因其中6項，包括：癌症、心臟疾病、腦血管疾病、糖尿病、慢性下呼吸道疾病、高血壓……等因素，都與運動不足有關聯。

　　世界衛生組織指出，身體活動不足已成為影響全球死亡率的第 4 大危險因子，每年有 6% 的死亡率與身體活動不足有關。雖然運動不足不是疾病，但與疾病關性密切，因而有人把它稱為「**運動不足症候群**」。既然運動可以降低疾病發生風險，那麼該怎麼開始運動、又要如何建立運動習慣，就十分重要。關鍵的第一步是將運動融入自己生活之中，才能找到運動樂趣，進而獲取健康。

　　以下是專家建議的方法：

1. **集中在短期可以獲得效果的運動**。雖然長期運動可以達成抗老及延壽的效果，但專家不建議把這個當作運動的理由，因為那樣的目的似乎很遙遠，多數人會很容易半途而廢，所以應優先對自己強調短期內就會感受到的成效，像：控制體重、提高精力、促進消化、思路清晰、皮膚亮麗……等的效果。

2. **不要有討價還價的空間**。有沒有想過如果每天不刷牙、不洗澡，可以爭取多一點時間？為了不要牙齒爛掉，身體發臭，相信你沒有這樣想過。如果不想讓自己身材走樣、消化不好，以及未來可能出現的健康走下坡，運動是必要選項，與個人衛生同等重要；因此必須具備滴水穿石、徹底落實的精神。

3. **訂定運動時間**。最好訂定運動專屬時間，比較容易把運動養成一個習慣，否則，「有空時會運動」往往抽不到空而運動

就落空。只要固定時間，什麼時候來做都沒關係，上班或上學前後都沒差，看個人的安排，但是一定要持之以恆，即便遇到緊急事件當日無法運動，也必須確定是偶發事件，而非逃避運動的藉口。縱使出差或旅行，住在旅館中一樣可以做運動，像：深蹲、伏地挺身、原地跑步……等，除非萬不得已，否則不要改變你的常態運動時間及習慣。

4. **給自己獎勵**。為了落實運動計畫而給自己獎勵的作法，聽起來有些好笑，但專家認為，從人性角度觀察，這個作法很有效。你可以訂定一個短期目標，例如：在每個月內都有完成該有的運動次數或只漏掉一次，不妨犒賞自己一下，買一件自己喜歡的衣服，或是找一個時間與很久沒有見面的朋友聚餐。獎勵是一個很棒的鞭策方式，一樣適用於培養運動習慣上面。

5. **別受到外界影響及打擾**。身處 3C 世界，每天接觸各式各樣電子訊息，許多人連運動時手機不離身，而運動時停下來看或回應訊息，會中斷運動連續性而影響效果，為了是降低電子訊息的干擾，將手機改為震動或靜音模式，最好放在另一個房間。研究顯示，運動時除了戴耳機聽音樂之外，邊運動邊看 3C 產品，包括電視螢幕在內，會影響運動效果，應該將精神集中在身體上面，效果會更好。

● 科學見證 ●

　　有一項研究發現，邊運動邊滑手機發訊息，身體平衡感及穩定性會降低 45 %，若是邊運動邊講電話，會降低 19 %。看起來講電話的影響比較輕微，但是專家認為，仍然可能因為不小心而造成運動傷害。

　　另外，邊運動邊滑手機的運動效果會大打折扣。2017 年《電腦與人類行為期刊》發表一篇文章，發現在 20 分鐘的運動中，若有人使用手機發訊息，屬於高強度運動效果的時間只有 7 分鐘，低強度運動效果卻維持了 10 分鐘；沒有使用手機的人，屬於低強度運動效果的時間只有 3 分鐘，高強度運動效果維持了 13 分鐘。

資料來源：賓州布魯斯堡大學運動科學系，2015、2016 年

什麼情況不需要運動呢？

　　另外值得一提，是據世界衛生組織的說法「身體活動（physical activity）」一詞不應與「運動（exercise）」混淆。有計畫、組織及目的的鍛練身體，就是所謂的運動，只是身體活動的一種，還有其他身體活動可能出現在我們日常生活中，包括：體育活動、工作、人力交通（例如騎腳踏車）、作家事及娛樂。

　　因為現在的人很少動，連娛樂活動都是靜態的為主，所以只好要求運動，來取得足夠的身體活動。不過，如果你是每天在幹「粗活」的藍領階級人，每週 2 次以上定期在參加體育活

動，或有其他活動，而這些運動以外的內容會挑戰身體所需要的耐力、肌力及柔軟度，當然是 OK 的，不需要額外的運動。但是這類人在先進國家包括台灣，尤其是上班族，實在不多見。因此，本書都會用「運動」一詞來代替，假定絕多數的讀者會需要有計畫、組織及目的的運動。

真的需要每天運動嗎？

決定養成運動習慣以後，接著就會想到底要花多少時間運動？這是個人選擇，但是一定要有最低標準。至於運動多久時間？**美國開國元勳湯瑪斯 ‧ 傑佛遜曾經寫過：「無論天氣如何，每天至少應該要運動 2 小時。」**

對多數忙碌的現代人來講，別說每天 2 小時，連每週要找出 2 小時運動時間都會認為很不容易。如果你覺得傑佛遜建議的運動時間太長，不妨想想看人類的老祖宗，每天都在活動，相較之下，2 小時不算什麼。而好消息是，你不需要每天運動 2 小時就可以獲得良好運動效果。

以有氧運動為例，美國運動學院建議，1 週運動 150 分鐘，也就是：每週運動 5 次、每次 30 分鐘，就可以達到運動效果。如果是肌力訓練，建議的是每週 2 次、每次 30 分鐘時間。這樣建議應該屬於「最低標準」，如果需要把時間縮得更短，只能說聊勝於無，也是有助身體健康，只是效果會降低。

◉ 科學見證 ◉

　　美國疾病管制局研究，每週運動 7 小時的人，提早死亡風險比起每週低於 30 分鐘的人下降 40％，不過研究也顯示少量的運動有某程度的幫助，有一項國際研究，台灣衛福部轄下的國家衛生研究院也有參與研究，發現即使是少量運動的人，比完全不運動的人有正面效果。

　　研究時間從 1990 年至 2008 年，共計追蹤 40 萬名人，一組是完全不運動，一組是低量運動，每週運動平均 92 分鐘，一天平均 15 分鐘，追蹤分析發現，低量運動的人提早死亡風險比不運動的人下降 14％，平均壽命延長 3 年。不分性別，有心血管疾病風險的人，每週再多做 15 分鐘運動，運動效果會再增加 4％。

資料來源：英國刺胳針期刊，2011 年

專題　　　真的沒有空做 30 分鐘，該怎麼辦？

　　多數人不運動的理由是太忙，沒有時間。不過說穿了，多數的人應該每天至少花掉 30 分鐘在網路看一些有的沒的，把那個時間用在運動上，相信對身心的健康受益更大。如果真的太忙，需要節省時間，以下建議的運動方式可供參考。

1. 從事高強度間歇訓練（High intensity interval training, HIIT）。

　　這是一種在短時間之內需要達到 80％ 至 90％ 最大心率（maximum heart rate），先 2 到 3 分鐘的暖身動作，再進行快速爆發式鍛練大約 20 至 40 秒鐘，緊接著慢動作約 90 秒鐘讓

心率較平穩一些，之後再進行快速爆發，連續做 5 次左右。
研究顯示，高強度間歇訓練效果不輸在跑步機上跑上 45 分鐘。
高強度間歇訓練適用各種運動，像：慢跑、游泳、壺鈴、開
合跳、跳繩……等，只要在衝刺 20 至 40 秒的時間之內，達
到個人 80％到 90％心跳以上就可以獲得最佳運動效果。根據
哈佛醫學院表示，只要獲得醫師許可，能夠從事安全運動的
患者，從事間歇訓練應該沒有問題，但這項運動的代價是，
在運動時間縮短之下，身體會比較辛苦。

2. **將 30 分鐘運動時間分開進行**。如果無法一次完成 30 分鐘運
動，可以拆解成 2 次，一次做 15 分鐘，或拆解成 3 次，一次
做 10 分鐘。根據研究，分開時間運動效果與一次做 30 分鐘
一樣有效。即使爬樓梯的時間只有短短 3、5 分鐘，對身體健
康都有效果，只要讓心跳變快些，呼吸變深沉，就有運動價
值。當然，30 分鐘是運動最低時間「最低標準」，若時間允許，
可以再將時間提高，獲取更大運動效果。

3. **將日常生活當成運動**。如果你不喜歡專程上健身房或運動場
運動，最好的方式是將運動變成你日常生活的一部分，就是
之前提到的「身體活動」。像是開車上、下班，將車停在距
離上班場所約 15 分鐘的位置，快步健走上、下班來回兩趟，
坐公車、搭捷運一樣，可以提早一站下車，快速健走到辦公
室或家裡。走的時候一定要穿雙平底鞋。這樣的做法就可以

做到每天 30 分鐘的有氧運動 。

4. **利用零碎時間從事簡易運動。**你在等待吃晚餐嗎？可能你會利用這段時間滑手機、看網路，建議暫停使用，可以做 5 到 10 分鐘的深蹲簡易運動。你週末會拖地、擦地、整理房間嗎？做半個小時中、高強度的家事，會讓身體出汗，或者可以邊做，邊做深蹲，其實都是一種簡易運動。

5. **不妨利用真實生活訓練肌力。**有人習慣到附近超市或量販店採買後，採用快遞或宅急便方式送貨到家，不妨改變一下送貨到家的習慣，請將物品裝進盒子裡面，然後將腹部及臀部縮緊，用正確姿勢提著或抱著回家。回家時不要坐電梯，可以提著或抱著走入家門，而這也是一種有效的肌力訓練。

◉ 科學見證 ◉

　　高強度間歇訓練可以縮短運動的時間，那麼如果縮到 1 分鐘，比 50 分鐘的運動，效果又會如何呢？

　　加拿大麥克馬斯特大學就做了這麼一個研究，時間為 3 個月。所謂的「1 分鐘的運動」就是三段各 20 秒的全力衝刺，讓心率達個人最高心率 85 至 90％，先做 4 分鐘的暖身動作，每段激烈衝刺後 90 秒左右的冷卻動作，實際要花的時間約 10 分鐘。結果讓研究人員非常吃驚，這樣極度縮短時間的運動，對心臟功能及控制血糖完全不輸給多 5 倍時間 50 分鐘的運動。

資料來源：加拿大安大略省麥克馬斯特大學，2016 年

到底哪種運動最好？

　　下定決心要培養運動習慣下一步，就是要想自己適合哪種運動，雖然可以選擇的總類很多，但要達到抗老保健，還有維持長期獨立生活作用的運動，必須具備耐力、肌力、柔軟度等 3 個要件，少了任何一個，健康都會大打折扣。

　　如果你喜歡到健身房做重量訓練，雖然練就一身結實肌肉，但無法彎腰撿起一個掉在地上的物件，就是少了柔軟度的條件；如果你喜歡騎單車，長騎 2、30 公里，心肺功能很強，但如果少了上半身肌力，坐飛機時會無法抬起行李放置在座位上方。那麼到底哪一類運動最符合這 3 個要件？

　　但要挑選之前，需先回答兩個問題。第一，你願意做什麼？第二，你能做什麼？最好的運動是你願意長時間持續做下去。另外，有些人因為多年久坐不動，肌肉關節功能不佳，在挑選運動類型時也必須考慮在內，多數的人是可以無限制的運動，但是如果有任何的健康疑慮，都宜先徵得家庭醫師的許可後再進行。

　　可以安全運動了，運動之前，仍需要問自己幾個問題：

1. 我喜歡做什麼？

　其實「運動」這兩個字在一般人的心裡的詮釋很窄，常會讓我們想到慢跑或健身房，但是任何符合肌力、耐力、柔軟訓練

的活動都算數。如果你有每天溜狗的習慣，然後跟著狗快速跑半個小時，或是你有打籃球或其他體育項目的習慣，不斷追、趕、跑、跳，都是可以算是有氧運動。另外，運動是個人的行為，不要看別人怎麼做，只要想我的今天有沒有比昨天更好。

2. 身體有任何狀況，會限制我的運動嗎？

大部分的人年輕時都很活躍，等到年紀增長、步入職場後，運動機會變少，幾乎整天都坐在椅子上，身體開始變得僵硬，關節、腰部常會出現痠痛問題，即使家庭醫師認為你可以開始運動，基於以下理由，你還是得慢慢開始進行運動。

長久沒有活動的肌肉及關節，需要一些時間慢慢進入狀況，你不可能在 2 週之內讓肌肉及關節做改變，逆轉 20 年長期不動的生活型態。有時候你可能會想，因為身體出現不方便運動的狀況，比如：關節炎。但實際上，阻礙身體活動的狀況，透過運動，身體反而會變好。

知名的梅約醫學中心醫師表示，對有關節炎的病人來說，運動是絕對必要的治療措施，不會讓疼痛惡化且有幫助血液循環，強化關節周圍肌肉及組織，盡到保護責任，如果不運動，保護關節的肌肉無法發揮作用，反而會對關節成更大壓力。

再來，初期不要一下子難度太高，如果開始太過於嚴苛，容易放棄，半途而廢。另外，難度超過自己身體的能力容易受傷。

3. 現在的我不想運動，或非常討厭運動，該怎麼辦？

是否聽過有人會開玩笑的說自己唯一的運動，就是在客廳看電視走到廚房拿零食呢？縱使久坐不動，飲食又不均衡，還能維持健康，是極少數基因特好的幸運者，但大部分的人並沒有那麼幸運，可能會有精力不足、皮膚暗沉、消化不良、睡眠品質不佳狀況，不妨嘗試一下「6週運動計畫」，說不定6週結束後，你會發現身體有所改善，甚至會愛上原本討厭至極的運動。很有趣的是，不少運動狂會告訴你，還沒有愛上運動之前，也是一個非常不喜歡運動的人。說實話，運動有不少短期及長期的好處，要愛上它並不太難。

● 科學見證 ●

2000年哈佛大學研究顯示，將運動時間分開2、3次做，與一次做30至40分鐘的運動，兩者的運動效果一樣，沒有差別。最新來自杜克大學及美國癌症中心的研究，得到相同結論，該項研究共有4848位參與，年齡40歲以上，發現分開做運動與一次性運動的效果都一樣，皆具有預防早死風險及各種疾病發生率的效果。

至於每天運動時間需要是多少才會有效呢？研究結果顯示，不管分段不分段做運動，每天不能低於20分鐘，否則仍然有提早死亡的機率，而一天活動量有超過1小時的人，提早死亡風險會下降57%。

資料來源：美國心臟協會期刊，2018年

耐力訓練——再也不要爬坡喘氣！

　　耐力訓練被稱為「有氧訓練」，有促進心肺功能，提供充滿氧氣的血液給肌肉及全身使用，減輕心臟負擔。另外，耐力訓練可以強化心臟伸縮、血管彈性及血液帶氧量。之前，有提到的心臟病、慢性病的致死原因，多半與心血管疾病相關，而運動好處是可以降低心血管疾病的發生。

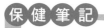

用簡易方式瞭解心血管健康：

1. 如果爬一個緩坡，或爬2、3層樓梯，會不會容易喘氣？
2. 如果你快步走幾分鐘，或做某項活動時，會不會喘不過氣來？
3. 需要用到力氣，或有耐力的動作時，心跳回到正常值的時間會不會過久？
4. 你會不會經常覺得很疲憊？
　　以上答案如果為是的話，而沒有被醫生診斷過有疾病，代表心血管健康程度在下降，可以透過耐力訓練提高。

哪種耐力訓練有效？

　　要達到耐力訓練的方法很多，可以在跑步機上跑步、跳舞、快步健行、爬樓梯、彈跳床、騎單車、游泳……等，不過做什麼不重要，如何做才是重點。有效的檢測，可以用簡單數學計

算出來，一次有效的運動是指在一個固定時間，你的心跳必須
超過心跳標準值，該如何計算：

1. 先計算出心臟能夠負荷最大的心跳率是多少。簡易的計算方
   式為 220 減掉自己的年齡便是最大的心跳率。以 40 歲為例，
   220 － 40 ＝ 180，最大心跳率是 180，依此類推。
2. 中強度的耐力訓練，必須讓心率維持在心臟最大負荷 50％至
   70％，高強度則要維持在 70％至 85％。以 40 歲為例，如果
   沒有被診斷出任何疾病，中強度心跳率需在 90 至 125，高強
   度心跳率為 125 至 150。
3. 如果你很多年沒有運動，需採漸進式運動，開始不要太激烈，
   再慢慢加強。

如何測量心率？

　　簡單來說，心率就是每 1 分鐘會跳多少次。DIY 簡易法是
將 2 隻手指放在側頸部或手腕上的動脈，同時搭配有秒針的手
錶，就可以計算出來每分鐘會跳多少次。聽起來很簡單，但在
運動時，可沒有那麼容易測量；不過，目前有些方法可以方便
測量，一是配戴數位心率檢測器，二是使用美國體育醫學建議
的方法做測量，那就是用說話及唱歌程度進行測量。

　　如果你可以跟別人對談，但沒有辦法唱歌，是中強度運動，

如果能夠說出 1、2 個字，再喘口氣，已經達到高強度運動，如果完全說不出話來，代表是超過高強度以上的運動，最好放慢下來，降低強度。

另外，心率變高的象徵，包括：呼吸變深、流汗。通常中強度運動，10 分鐘左右就會出汗，若將耐力慢慢加強，運動過程中應不太會出現不舒服的情形，如果會有頭暈、噁心、冒冷汗或任何疼痛發生，就應該停止運動、休息。

走出健康不衰老的人生

有些專家認為「健行」是 21 世紀最被低估的運動，不需要任何特殊訓練，每個人都知道怎麼做，過去幾十萬年一直到最近，健行是人類唯一的交通工具。統計數字顯示，老祖宗每天要走 20 至 30 萬公里，身上還會揹負著重物。

對很久沒有運動的人來說，健行是不錯的運動敲門磚，尤其對老年人來說，常會覺得從事激烈運動有困難，但是走走路的健行倒是可以接受，而且能根據個人不同的條件，調整健行的地型及走路的速度。

運動總是會半途而廢？不少運動都會出現此種狀況，但是據說健行的半途而廢比例很低，不是其他運動所能比擬。雖然健行無法做到肌力訓練，如果做得對，會是一個有效的有氧及耐力運動。

科學見證

　　健行的好處還有提高免疫力，在流感高峰季節會得到保護作用，有一項追蹤 1 千名男女的研究顯示，在秋、冬兩季 12 週的流感期間，每週有五天健行至少 20 分鐘時間的人，出現感冒、流感的比例，比起每週運動 1 次的人減少 43％，即使得到流感或感冒，症狀比較輕微，罹病時間也會縮短。
資料來源：英國運動醫學期刊，2010 年

五種強化健行效果的方法

　　無論怎麼走，對健康都是有好處，以下有 5 種方法，可以提升健行效果：

1. **設定固定距離，漸進縮短健走時間**。比方說，設定家裡到附近公園的健走來回距離，第 1 次健走時，用手錶記下走了多久時間，走了 1 週後，可以挑戰時間是否縮短一些。當然也可以用固定走 30 分鐘時間，挑戰健走的距離，會發現距離會越走越長。另外，希望健走速度變快時，步伐宜適中，不要邁步太大，否則會比較容易受傷。

2. **嘗試走不同地形，可以鍛練肌力**。身體約有 650 至 700 塊肌肉，走路時會使用到身上的 200 多塊肌肉，要鍛練這些肌肉最好的方法，就是每一次走不同的地形。現在人幾乎只走平地，導致沒有訓練到可以應付各種不同類別的地形，因此只要一不小心踩到路不平的地方就容易扭到腳。為了避免這樣的狀

況，可以練習走不同的地形。剛開始，可以先從爬緩坡開始健行，再挑戰有點難度的崎嶇路線，可以增強肌力，同時加強有氧運動的價值。

3. **走路或健行時，手臂要自由搖擺，這是腿、手相互協調的動作。**不同邊的手與腿同時進行，可以幫助身體保持平衡，也能調節呼吸。手與腿的配合度，除可讓步伐快速行進，也能節省身體所需付出的能量。健行時，手不要插進口袋或放在背後，更不要邊看手機邊走；英國研究發現，邊健行邊看手機，不但會造成運動傷害，搗亂正常健走模式，更是會用不正確姿勢走路。

4. **注意走路姿勢。**走路時，不要低頭，下巴收起來，眼睛不要往下看；另外，腳要抬起來，不要拖著腳走路，每一步都要走得踏實、穩健，身體最大的肌肉，就是臀肌，一定要出力，同時要將腹部肌肉內收上提，一方面可以鍛練腹部肌肉，同時保護脊椎。

5. **寧願早上健行，也不要在晚上走。**任何一個時間健行都有良好的效果，但專家表示，早上效果比晚上來得好，理由如下：
   · 晨間健行的習慣比較容易維持。
   · 早晨健行會提升代謝，使頭腦比較清晰
   · 空氣新鮮程度也比晚間為佳，尤其是如果需要加快健行速

度，呼吸會變得較深，空氣中的汙染物會吸進來的更多，當然若不住都會裡，問題較不大。

走路速度決定壽命長短

信不信由你，專家發現走路速度的快與慢會是壽命指標之一。有一項 10 年的研究，其中包含 4000 名老年人，發現平常走路速度約為每小時約 4.8 公里的人，心臟病發生風險的機率是比每小時 4.2 公里減半。估計走路的速度，可以從每分鐘走多少步來計算，1 分鐘走 113 至 120 步，約每小時可走 4.8 公里，算是「長壽的速度」。

用跑的會比走得更好嗎？ 40 年前，跑步運動開始風行全美國，可用幾近狂熱四字形容，帶動跑步熱潮者是吉姆 · 菲克斯（Jim Fixx），被稱為「現代跑步之父」。他認為跑步是抗老維持健康最有效的方法，所著作的《跑步大全》在暢銷排行榜上超過一年。1984 年，該書出版後的第 7 年，菲克斯在跑步途中，因心肌梗塞發作而過世，享年 52 歲。

他死後的 35 年期間，科學研究證實，跑步是個兩面刃的運動，雖然它是非常好的運動，但也是非常不好的運動。適量的跑步有助心血管健康，延長壽命；但是過量的跑步，身體出現的後遺症會逐步累積，進而影響健康。

　　有一項研究顯示，跑馬拉松的人罹患心臟病及心肌梗塞風險比一般人為高。另外，跑步容易帶來運動傷害。根據可靠統計數字顯示，79％跑步的人會有運動傷害，比起 1％健走的人會有運動傷害高出許多。

　　跑步究竟會有哪些運動傷害？關節磨損占的比例很高，尤其跑在堅硬路面時，踩踏時會反饋到膝蓋的重力及衝擊力，會帶給關節沉重壓力。菲克斯帶來跑步狂熱熱潮的 40 年之後，美國置換人工膝蓋關節手術的數字一路飆高，已達到歷史新高，預估未來短短 10 來年後，將會再增加 7 倍之多。

● 科學見證 ●

　　美國紐奧良昆士蘭大學醫學院是知名心臟權威學府，針對喜歡跑步的人做了一項大規模研究分析。研究期間發現，有跑步習慣的人，死亡率比一般人低 44％，且壽命也會比不跑步的人延長 6 年。

　　不過，有一個但書，無論是男女，跑步速度必須是中至低度，每週跑步約 1 至 2 個小時，即可達到延長壽命效果。但在這項研究中，每週跑步時間最長的人，他們生存機率比不跑步的人還要來得差。

資料來源：現代運動醫學報告，2015 年

如何讓跑步當作健康運動

　　多數研究人員及專家都認同跑步健康效果不會大於快步健

走。唯一好處，是可以在最短時間內達到相同效果。有一項研究發現，5 分鐘的跑步，與 15 分鐘快步健走相比，效果相同。如果喜歡跑步，必須確定以下要點，才能跑得有效、跑出健康。

1. **不要天天跑，一週 2 至 3 次即可**。專家認為如此可讓身體有復原時間。

2. **跑得時間不用太長**。愛荷華州立大學研究發現，每次使用中強度速度，跑上 5 到 10 分鐘，運動效果與經常跑得更快更久，對身體的好處是一樣，但是減少了副作用及後遺症。

3. **不要跑得太激烈**。除非是高強度的間歇式訓練，邊跑邊可以講一整句話；如果不行，就是跑得過於激烈，會對心臟帶來太大負荷。

4. **跑步時注意良好姿勢**。許多人跑的時候，身體會有向前傾習慣，這樣會造成膝蓋負擔，如果又是跑在柏油路面時，衝擊力會更大，所以跑步時盡量讓背脊挺直，收緊核心肌群，腳落地時，步伐宜輕。

5. 為增進跑步效果，研究顯示，**最好是搭配健行、肌力訓練等運動**，一起進行。

每日走 1 萬步不夠嗎？

假設每天的活動量會讓你出汗，或隨身攜帶健步記錄器顯

示每日走路已趨近 1 萬步，請問運動量夠不夠？答案是夠，但也不夠。這樣的運動量有氧部分是很夠，可是至為關鍵的肌力訓練並不夠。

美國知名 84 歲運動狂熱份子克里斯‧克勞利（Chris Crowley）有句名言：「**有氧運動會保住你的命，但肌力訓練會讓生命活得更有價值（"Aerobic exercise saves your life; strength training makes it worth living."）**。」他的意思是說，有氧運動可以避免因為心血管疾病及其他疾病早死，而肌力訓練會讓你維持一個自如的生活，即使上了年紀，不會因為肌肉量變少，會造成日常生活的不便，不太能爬樓梯、提重物，活動力更會受到阻礙。

人體從 30 歲開始，肌肉量就開始逐年減低，不僅影響日常生活機能，身體也會跟著不舒服。2018 年 4 月台灣衛福部發佈調查 6000 名上班族的一項研究，發現過去一個月之內，有60.8％人覺得身體某一個部分有不舒服之感，35％有肌肉或骨頭痠痛問題，28％感覺疲倦或無力。

專家表示，現代靜態生活型式，使得一般人的肌肉越來越脆弱，身體的肌肉，除了讓我們強壯之外，也會保護關節及減少受傷機率外。另外，人體代謝要靠肌肉提高效率，一旦肌肉量變少，身體容易發胖。如果沒有刻意做肌力訓練，隨著年紀增長，要維持同樣體重，攝取的食物量就必須越來越少。

保健筆記

有關肌肉有趣的事實

1. 多項研究顯示，20至80歲之間，我們肌肉的總量會減少35到40％。
2. 據一些專家表示，身體每公斤的肌肉每小時會自行燃燒12大卡熱量，比脂肪燃燒的3大卡熱量多4倍，因此肌肉量越多，即使不運動，身體也會燃燒熱量，較能維持健康體重。
3. 人類出生時，肌肉纖維數量已經定型，不會再有新的肌肉纖維成長，只會越變越粗。
4. 肌肉出力後到達某個時間，一定會有疲勞感，心臟肌除外。人體的心臟肌肉組織與其他肌肉不同，所以一生之中，心臟跳動不會停止，且平均跳動30億次。
5. 為什麼天冷時肌肉會發抖？為了禦寒，肌肉會快速伸縮，以利產生熱量。

專題　　　　　　　如何從事肌力訓練？

　　提到肌力訓練，很多人就會想到健身房，不少穿著緊身衣，露出結實6塊肌、厚實臂膀的健身者，喘著氣、流著汗，接受重量肌肉訓練。但是除非是要大秀肌肉，否則這種重度訓練意義不大。身體約有650多塊肌肉，利用重量訓練會讓少數孤立肌肉，如：二頭肌、三頭肌、胸肌，鍛練成海灘肌肉身材，但

在實際生活中，並沒有太大的用途。

　　真正對身體有幫助的肌力訓練，未必是上健身房，也不用特殊器材，但該怎麼做？又要從事哪一類的訓練呢？

建議 1：自由重量訓練

　　這是一種借用啞鈴、鋼鈴、壺鈴等負重器具，自行操作的重量訓練，可以訓練到主要肌群、輔助肌群，達到身體協調及平衡，也不會過過度訓練主要肌群，而忽略掉輔助肌群的鍛練。這種負重器具的好處是，不用花大錢，擺放在家裡也不占空間，持續鍛練，效果看得見。

　　自由重量訓練越來越風行，近年來不少高段教練建議最好挑選使用壺鈴做訓練。壺鈴外觀像是一個有握把的鐵球，中心卻遠離握把位置，身體為了穩住中心，讓動作順利進行，會不自覺調整肌群協助，以利穩定。壺鈴有許多單邊的操作訓練，因為中心不平穩，反而可以鍛練到「軀幹穩定」及「抗旋轉」能力。

　　壺鈴還有不少好處，可同時結合有氧及肌力訓練，可以節省不少運動時間；對女性朋友來說，有提升肌力效果，卻不會增加肌肉量及肌肉塊，擁有健美身形。

建議 2：徒手訓練

　　是一種利用身體重量的訓練，比如：伏地挺身、深蹲、弓

箭步、棒式。這些訓練可以隨時進行，不用任何器材，也不用到健身房就能訓練，對於沒有空上健身房的上班族來說，是很方便的一種肌力訓練。效果與壺鈴類似，可以達到整體肌肉協調及平衡，增加肌肉結實，卻不會讓肌肉變大塊。任何肌力訓練都存在風險，但在沒有任何訓練的基礎下，徒手訓練比起藉由外力方式增加負重的訓練來得安全。

不建議：機械訓練

隨著健身房會員制度的興起，不少人喜歡到健身房利用機械做肌力訓練，但不建議使用。機械訓練看起來很專業，又很簡單，但是許多專家不太建議，理由如下：

1. 不少機械肌力訓練是坐著做。大部分的人幾乎整天坐著，到健身房還要繼續坐嗎？

2. 日常生活中的肌肉使力，並不是由某個孤立肌肉可以單獨完成，而是必須透過一個整體的動力鏈，就是好幾處的肌肉出力、協調、搭配後才能完成。舉例來說，要將一個行李拿到比較高的櫃子，主要用力的是肩膀、手臂肌肉，此時背部、腿部輔助肌群也必須同時做到協調作用，才能讓身體達到平衡及穩定。可是，機械運動卻是制式訓練，在固定範圍及軌道上進行運動，缺少訓練整體肌肉群的全面協調。

需要肌力訓練的部位

部位 1：下半身

　　人體行動力基本上是靠下半身肌肉來維持，讓它們維持該有的肌力，似乎可以保證能夠讓我們一路上到老，依舊可以維持一個自如的行動。發達的下半身也有保護髖關節及膝關節功能，況且下半身肌肉群多為大塊肌肉，促進新陳代的效果比其他的肌肉來得大。

部位 2：核心肌群

　　很多人誤以為核心肌群只是腹部肌群而已。其實，核心肌群還包含：支撐背部及保護脊椎的肌肉，以及從臀部延伸到大腿的上方及內側，能夠幫助身體動作時的穩定度。所有良好的動作都是從核心肌群開始，擁有健康的身體必須有賴健康的核心肌群。另外，發達的核心肌群還能非常有效的預防腰痠背痛。核心肌群訓練可以透過徒手或核心基礎訓練，也可以從瑜伽及提拉皮斯訓練，達到強化肌群的效果。

部位 3：上半身

　　下半身的肌肉就像一棵大樹的跟及樹幹一樣，讓我們有穩定的力量，而所有日常生活中，應用上半身的機率很高，從刷牙到撿東西，都屬於上半身活動，而很多上半身的動作要依賴一個結構很特殊的關節，就是我們的肩膀。肩膀關節是全身活

動範圍最大的關節，因此，會犧牲一些穩定性變得較脆弱與容易受傷，才會有不少人上了年紀後容易患上所謂的「五十肩」。為了避免五十肩或肩膀受傷，一定的要有夠發達的肩部、背部及上胸部的肌肉來保護肩膀關節。還有一個很重要，卻是很多人容易忽略的肌力訓練，就是「**握力**」，這是人體手掌握起來時出力的方式，訓練上半身時，必須注意握力的訓練。研究顯示，握力也是判斷壽命長短的一個指標。

肌肉訓練注意事項

　　從事肌肉訓練時，需要顧及安全，以下是 5 大注意事項：

1. 如果你的身體有任何異樣或疾病，你認為可能會造成你不適合肌力訓練，需事先諮詢家庭醫師。
2. 除了徒手訓練以外，其他肌力訓練需取得專業教練的指導，才能做得安全及正確。
3. 如果開始訓練時，沒有教練在一旁指導，而是自行訓練的話，任何有重量的輔助器材都需往下降 40％至 60％，再繼續增加重量或次數。
4. 正確的動作比做了多少次來得更為重要。
5. 身體過於疲倦時，不要從事肌力訓練。訓練完後，不要隔天馬上持續訓練，必須有足夠的休息，讓肌肉獲得充分復原的時間。

如何抵銷久坐不動的致命傷害？

從醫學研究得知，久坐不動的後遺症還蠻大的，該怎麼辦？最好的方法就是回到老祖宗生活方式，少坐多動，但與現代人的工作及生活方式迴異，也不切實際，就算是天天運動，也無法擺脫久坐不動的傷害，難道我們就要認命嗎？

目前有答案了，這是來自太空的發想。前美國太空總署生活科學處處長瓊恩・維妮蔻思（Joan Vernikos）博士，她的職責之一是如何照顧太空人的健康，她發現太空人在無地心引力的環境下生活，任務完成後回到地球時，會出現不少健康問題，例如：肌肉萎縮、骨骼肌肉密度降低、代謝變差等，這些狀況與久坐不動的身體狀況類似，因此研究出許多減緩太空人健康受損的方法。

退休後，她開始以過去幫助太空人的方法針對久坐不動的問題進行研究，結果驚人的發現，針對久坐不動，並非透過定期運動加以改善，而是每 30 分鐘起來一下，並不需要做任何特別動作，只要起來倒杯水、上個洗手間、有到窗邊看一下風景，或站起來講個手機、跟同事聊個天……，一天當中，只要不斷地起來，就會減少久坐不動的後遺症。

另有其他權威研究單位也有相同結果，認為這比定期運動的效果還要來得好。雖然不能替代運動，但這個方法確實有降低身體傷害的效果。

●科學見證●

　　有一項研究，針對 45 歲以上的族群，共有 8 千多名參與者。他們除了睡覺以外，醒來的 16 個小時中，有 12 個小時都是坐著。研究發現，坐著越久的人，死亡機率越高，結論並不意外。

　　有趣的是，坐著時間相同，如果每 30 分鐘起來，動一動、走一走，或站著做些事情的人，死亡機率明顯下降，比起超過 30 分鐘以上不起身的人少了 55％。

　　另外，一口氣坐 90 分鐘以上的人，他們的死亡機率會比少於 90 分鐘的人多一倍。研究結果顯示，每天坐著的時間越少，有利身體健康，若無法少坐，坐著 30 分鐘以內起身的話，死亡率明顯會下降。

資料來源：內科醫學誌，哥倫比亞大學醫學中心所研究，2017 年

如何落實抵抗久坐不動的方法？

　　有一項來自英國、美國及澳洲國家的共同研究，結論建議有久坐需要的上班族，必須設定一個在一天內總共離開自己坐位長達 2 小時的目標，聽來時間很長，但，若是將零碎時間加總起來，就並不太困難。

　　一開始坐下來，就設定起身時間，可以用 APP 或鬧鈴提醒自己「要從坐位起來一下」。以下也有一些可以增加起身時間的方法，不妨多加利用：

1. 站著講電話。可以站在位置上講電話，或是到走廊上講，當然邊走邊講更好。

2. 有需要與其他同事溝通事情，不要按內線講，起來走到同事的座位前，再跟他們溝通。

3. 覺得集中力開始下降時，不要滑手機資訊，或看社群網站，而是站起來在辦公室走上一圈。如果辦公室在低樓層，盡量走樓梯，不要搭乘電梯。

4. 雖然聽起來很奇怪，但慢慢會習慣，邊走邊談事情，而不是坐在會議室中談。雖然有些老闆覺得這種做法會讓你分心，但研究顯示，移動次數越多的員工，他們的工作效率越好。目前，國外已有不少企業鼓勵員工站著工作，辦公室擺放桌子，甚至有跑步機或飛輪的桌子，可以一邊運動，一邊工作。

良好的姿勢可避免健康災難

　　經常有人會建議要抬頭挺胸，除了可以帶來健康外，也會讓人感覺更為年輕。試著想一下，一個人的肢體站得挺直，另一個是駝著背，你一定會覺得兩者之間的肢體語言大不同。

　　要如何達到良好姿勢，必須時刻培養，或許短時間之內，需要時刻注意，盡量維持良好的姿勢，時間久了就會越來越簡單。到底什麼是良好姿勢？

1. 請先將自己想像成一個傀儡，用一條線，將你的頭頂往上拉，等到繩子被拉緊時，很自然你的下巴會收緊，胸骨會突出，

不管站著或坐著，都是良好姿勢的開始。

2. 站姿時，雙腳要打開，與肩膀同寬、雙腳不要外八、膝蓋要微彎。

專題	簡單方式矯正站姿與坐姿

站姿

- 需找一平面且寬敞的牆壁，脫掉鞋子，赤腳貼著牆壁站立。
- 背部、背部、臀部與後腳貼著牆面，腳跟距離牆壁約 5 公分。
- 將你的其中一隻手放在牆壁與下背之間。此時，感受一下下背與牆壁之間的距離，差不多就是一隻手的厚度，如果距離寬於一隻手的厚度，就縮一下腹部，挺出胸骨。

坐姿

- 如果你的腿長，坐的時候，膝蓋不要高於尾椎，可以墊一個墊子，讓尾椎提高一點；如果腿短，可以在腳底下墊一個東西，腳不能懸空，一定要落地。
- 坐著時，腿部儘量與膝蓋、小腿呈 90 度，腳掌微微往前。如果沒有坐正，背部容易往前傾，腰部會受到壓迫。很多人坐的時候，喜歡翹腳，會讓身體扭曲，坐的不端正，骨盆也容易歪掉。

- 電腦前工作時，請將尾椎釘在椅子後背，但不要將上半身的腰及背部用力靠在椅子上，而是輕輕地接觸，此種坐姿可以給脊椎一些支撐，也不會阻礙呼吸，同時維持肌肉比較自由的姿勢，但有以下事項需注意：

1. 鍵盤需與手肘維持同樣高度，不要讓手肘低於鍵盤，否則會形成手腕高於手肘的不良姿勢。

2. 電腦螢幕應與視線平行，如果是筆電，不要低頭看，應要墊高。儘量避免將頭部伸進螢幕前面，而且要將下巴收起來。如果看不清螢幕頁面，應該將螢幕拉近到你的面前，或者配一副符合視力的眼鏡。

3. 看手機的時候，不要低頭看，而是將手機拿起來，與視線呈一條平行線。

4. 良好姿勢必須要核心肌群來配合，一個良好姿勢很不容易，下巴隨時要收緊，胸骨需突出，身體同時需要強壯肌肉保護，例如：脊椎、背部、臀部、髖關骨、腿部，如果核心肌肉完全沒有力量，要維持一個好的姿勢，將會非常吃力。如果某個部位的肌肉太緊繃，也會拉歪身體，形成不良姿勢，所以不能忽略核心肌群訓練外，也要做一些柔軟及放鬆肌肉的運動，才能達到最好的姿勢。

電腦螢幕：調整距離和高度，讓螢幕頂部與視線呈水平，並且略微傾斜。

手臂：放鬆肩膀，前臂與地板平行，手腕小幅度地曲起。

椅子：應該有靠背和扶手，並且可以調整高度。

雙腿：大腿與地板平行。

雙腳：與地板平行，若是需要，可使用腳踏板。

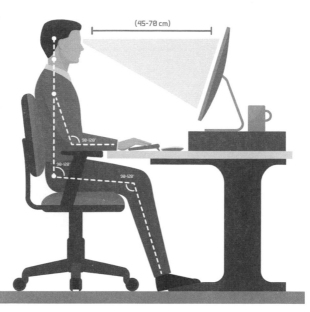

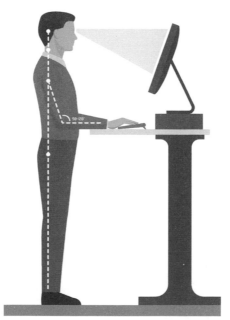

HEALTH

第 5 章

壓力已經快讓你
崩潰了嗎？

有時候哀傷的心情比細菌還更快的致命。
——約翰·史坦貝克（1962 年諾貝爾文學獎得主）

壓力鍋中的現代生活

　　現代先進國家的人民，生活過得空前的安逸及富裕，撇開多數人食衣住行方便及充足不說，娛樂的多元化、科技發達及購買選擇之廣，是人類歷史上從來沒有享受過的。擁有這麼多，我們應該比以前快樂得多吧？不過，從一些統計數據來看，答案恐怕是剛好相反的。2018 年年底蓋洛普發佈了對世人情緒狀況民意調查，結論是世人比從前明顯不快樂，蓋洛普執行編輯穆罕默德・優尼斯（Mohamed Younis）在該調查的前言寫著「整體來講，**地球人民現在嚴重感受到的壓力、焦慮、哀傷及身體疼痛的程度，是前所未見的**」。

　　我們生活在有壓力的世界中，已是不爭事實，台灣人也不例外。調查顯示，9 成以上的台灣上班族感到有壓力，甚至覺得壓力大到頻臨崩潰邊緣；另外，93％有家庭的職業婦女有沉重壓力。如果想做一個身心健康的人，對這些重大的壓力及負面情緒，不能不去瞭解它是怎麼形成的，而我們應該如何緩和及消除它。

救命怎麼變成要命呢？

　　有不少研究資料證實，壓力會造成各種身體退化及疾病惡

化，例如：牙周病、心律不整、免疫力低落……等，據研究甚至與心臟病、癌症……等都有關聯。

　　既然壓力對人體有害，為什麼身體會產生這樣的反應呢？其實，**壓力是人類自古以來就擁有的生存機制**，就是所謂的「戰鬥或逃跑反應機制」，是由自律神經調控。自律神經系統主要的功能是調解大腦無法自動控制的功能，例如：呼吸、心跳……等，但是自律神經負責重要生理功能不只是這些。

　　自律神經可分為「**交感神經**」及「**副交感神經**」2 個部分，簡單地說，面對外來環境威脅時，交感神經會啟動壓力反應，像是突然面對一頭野獸時，身體會決定是要留在原地進行搏鬥，或是拔腿就跑；此時身體會分泌很多壓力荷爾蒙提高警覺，讓肌肉充血、提高心跳，以因應外來威脅，其他生理功能，無關應對眼前威脅，會暫時停擺，畢竟為了保護生命在搏鬥或逃跑，其他並不重要。

　　當外來環境威脅解除後，副交感神經會接手進行調節，讓身體及心裡平靜下來。副交感神經是修復及消化機制，唯有啟動副交感神經機制時，身體才會進行修復及消化 。

在後面緊追的野獸

　　我們可以用翹翹板來比喻這種機制，一邊是副交感神經，

另一邊是交感神經，一邊上去以後，另一邊會跟著下降。人類在被猛獸追趕時候，生存優先，所以血液會轉到肌肉，快速逃離威脅生命的現場。對我們的老祖宗而言，平衡翹翹板機制不是問題，因為野獸攻擊的危險很快就會過去，啟動交感神經的亢奮反應會逐漸退去，轉而由副交感神經主導。

　　但時至今日，人類百萬年來遺傳下來的生存機制，用在現代生活中，就出現重大的問題；依照專家說法，為因應各界紛至沓來的壓力，迫使交感神經經常性亢奮，所產生的生理反應無異於面對一頭野獸威脅的反應，例如：開車塞車、上班遲到、擔心考試結果、跟老闆談話感到焦慮……等，致使壓力荷爾蒙每天不斷衝進血液之中，雖然強烈程度及恐懼，不如面對真正的猛獸，但是自律神經引起的生理反應，是等於天天在被猛獸追著跑，而這種不中斷的壓力反應，成為「慢性壓力」。

　　就算是那些我們不認為是壓力的潛在壓力，例如：邊吃飯邊看工作報告，交感神經也是會有反應的，會讓副交感神經一直被壓制。這樣一來，我們的消化系統就會出問題，而每天都如此，遲早會對我們的健康成影響。

壓力正慢慢啃噬你的健康

　　即使暫時性的壓力是救命的生存機制，但是慢性壓力對身

體健康會產生重大影響；無論是：高血壓、免疫系統下降、焦慮、
憂鬱、失眠、心血管疾病，甚至早死等，都與壓力相關。一項
由英國及美國共同研究發現，有中度至高度壓力的人，早死的
機率會增加 50％。

　　慢性壓力的破壞，來自引發一連串壓力荷爾蒙的分泌，而
大家最熟悉的，就是腎上腺皮質醇（cortisol），它甚至被稱為
「壓力荷爾蒙」。在健康正常的情況之下，身體會分泌適量的
皮質醇來調控血壓、減少發炎、促進身體葡萄糖的代謝……等；
但是人遇到壓力時，腎上腺會分泌出大量的皮質醇，促進血液
循環及新陳代謝，並刺激細胞釋放葡萄糖、脂肪及胺基酸，增
加身體能量以應付外來的壓力。

　　如果短暫的壓力引起的生理反應，身體能很快地找回平衡，
但問題是現代人，似乎隨時都處在壓力狀態下，而會造成血液
中的腎上腺皮質醇便長期處於高水平狀態，使我們自律神經系
統沒有機會平衡過來，常常是交感神經亢奮，會引起內分泌系
統失衡及身體多項病變，包括：焦慮、憂鬱、消化不良、頭痛、
心臟病、睡眠障礙、肥胖等問題，免疫系統也會下降，變成更
容易生病。

　　而皮質醇只是其中一個會傷害身體的壓力荷爾蒙，例如感
到有壓力時，腦下垂體分泌的催乳素（prolactin），會引起關節
腫痛；有一項研究發現有類風濕關節炎而感到壓力的人，血液

中的催乳素比一般人高一倍，而感覺有壓力時，關節特別不舒
服，可見壓力的破壞及影響範圍之廣。

● 科學見證 ●

　　英國發表一篇壓力程度與體重之間關係的研究，計有 2500
名 54 歲以上的男女性參與，主要是利用頭髮檢測，分析血液中
身體遇到壓力時所分泌的腎上腺分泌的壓力荷爾蒙皮質醇含量。
研究人員發現被檢測者的頭髮中，皮質醇的高含量與腰圍寬、
BMI 值高的人有直接關係，足以證明慢性壓力與肥胖之間有絕
對關聯性。

資料來源：嚴重肥胖協會期刊，2017 年

摧毀你的免疫功能

　　壓力不只是搗亂自律神經及內分泌系統，近期的研究顯示
它會嚴重影響免疫細胞的功能，引起體內慢性發炎。處在長期
壓力的人，免疫功能會下降，連普通感冒也較容易受感染，曾
經有一項研究，讓有壓力及沒有壓力的人都接觸到同樣的感冒
病毒，而有壓力的人感染的機率高許多。

　　就算你不在乎壓力所造成小感冒，可是壓力所帶來的健
康危機比你想更嚴重，因為免疫系統功能失調，身體的發炎反
應也會受影響。皮質醇不完全是個「荷爾蒙壞蛋」，除了調控
壓力反應之外，它有壓制體內慢性發炎的功效；但是據卡內基
梅隆大學的研究，在長期壓力的情況之下，身體會出現「皮質

醇阻抗」的情形，也就是血液中的皮質醇很多，免疫細胞不受其調控，因此會有不正常的發炎反應，而慢性發炎被哈佛醫學院稱為引起許多疾病共同的因素「**the common factor in many diseases**」，而哈佛說這些包括：心臟病、中風、糖尿病、癌症及阿茲海默症。

給錯了的諾貝爾醫學獎嗎？

幾十年來，主流醫學一直認為胃潰瘍、十二指腸潰瘍的主因是壓力引起的，自從兩位澳洲學者馬歇爾（Barry J. Marshall）博士與華倫（Robin Warren）博士共同發現幽門螺旋桿菌（helicobacter pylori）是消化性潰瘍禍首，並榮獲諾貝爾醫學獎之後，從此壓力是胃潰瘍之說似乎被推翻。

● 科學見證 ●

壓力對身體造成的傷害到底多大呢？能夠提出一個較具體的數據嗎？

美國哥倫比亞大學醫學中心作了 6 大研究的總分析，追蹤時間長達 14 年，發現長期的壓力會讓血壓及「不好的」膽固醇，就是低密度膽固醇（LDL）升高，而升高的程度會提高 27% 的心肌梗塞發生風險，跟一個人每天抽 5 根香菸是相同的後果。結論不分男女，而年紀越大關聯越明顯，研究人員說這是因為壓力對健康的傷害是會累積的。

資料來源：美國心臟病期刊，2012 年

　　不過，仍有學者對此結論感到質疑，因為有所謂的「非洲之謎」。他們指出，有許多非洲民族，或是南美洲、亞洲居民，體內都有幽門螺旋桿菌，但是他們罹患消化性潰瘍的機率非常低。有一項統計也顯示，全世界 50％以上人口的消化道皆有幽門螺旋桿菌，發生消化性潰瘍機率不多見，而 85％有幽門桿菌的人幾乎沒有任何症狀，如果將消化系統的潰瘍皆歸咎於幽門螺旋桿菌，那麼這個現象要如果解釋呢？

　　全球研究細菌權威、2015 年被《時代雜誌》評為全球最具影響力的 100 位人士之一的馬丁・布萊澤（Martin Blaser）博士，認為這跟壓力是脫不了關係。首先，我們必須瞭解潰瘍與修復的機制，胃部結構是強酸環境，正常狀態下，會有特殊維持黏膜正常的細胞予以保護，但是這些細胞必須不斷成長來達到保護作用，並且有時候是消化道內壁會出現極細小的潰瘍，晚上睡覺時，身體會自行修復。

　　但據布萊澤博士解釋，在副交感神經長期受到壓抑，修復機制無法發揮功能。原因是當交感神經亢奮時，身體不斷在處理各種危機，管不到消化功能的修復，使得胃壁黏膜越來越薄，細小的潰瘍範圍就跟著越來越大，等到出現出血、疼痛嚴重症狀，此時依據馬歇爾及華倫兩位博士的研究，不能說幽門螺旋桿菌是無關，因為幽門螺旋桿菌會讓潰瘍惡化；但是據布萊澤

博士的說法，壓力應該是引爆點，沒有過度壓力，即使消化道
有幽門螺旋桿菌存在，也不會引起消化道潰瘍。

專題　　　　　幽門螺旋桿菌是單純病源嗎？

　　抗壓不容易，為什麼不乾脆治療幽門螺旋桿菌好呢？以下
有 3 個消極處理的原因：

1. 要趕盡殺絕幽門螺旋桿菌，必須使用強效抗生素，務必會對
   身體健康，尤其是腸道菌叢造成某個程度上的傷害。

2. 消滅掉幽門螺旋桿菌以後，引起消化道潰瘍的因子消失，但
   是壓力依舊存在，一樣會對其他器官或組織造成損傷，所以
   紓解壓力有其必要性。

3. 幽門螺旋桿菌並非感染病源菌，是 20 萬年來一直存在於人體
   的細菌。布萊澤表示，自從人類開始使用抗生素，先進國家
   的民眾體內存在幽門螺旋桿菌的人數就越來越少。但是沒有
   使用抗生素的原住民族，幾乎每一位民眾都檢驗出來幽門螺
   旋桿菌。布萊澤說雖然幽門螺旋桿菌與消化道潰瘍、胃癌會
   有某一個程度的相關性，但他強調有證據顯示，幽門螺旋桿
   菌有預防胃食道逆流、食道癌的保護作用，而這 2 種疾病比
   例也不斷在增加。更為奇妙的是，有多項研究顯示，幽門螺

旋桿菌可以預防孩童過敏、氣喘。

布萊澤說很明顯全球孩童過敏及氣喘人數激增，他指出現在孩童出生開始使用抗生素的情形更為普遍，使得腸道缺少幽門螺旋桿菌，專家認為少了幽門螺旋桿菌做為免疫機制的調節，很有可能是孩童氣喘及過敏激增的原因之一。

◉ 科學見證 ◉

　　即使很多人鎖定幽門桿菌為消化道潰瘍的禍首，一項 2015 年的研究發現，無關幽門桿菌，高度精神壓力的人，胃潰瘍或十二指腸潰瘍的風險高 1 倍。這項研究追蹤時間為 12 年，研究對象在 1982 年全無消化道潰瘍，12 年後高度壓力的人發病為 3.5%，壓力不高的人僅 1.6%。更重要是研究人員發現，壓力引起的潰瘍，並沒有因為有幽門桿菌感染更加嚴重。壓力引起潰瘍，其他研究也證實，2011 年日本發生福島核災，出血性的消化道潰瘍也增加。

臨床胃腸病學和肝臟病學期刊，2015 年

疫情令人堪憂的疾病

現在大家面臨的不只是一個單純的壓力，而是多元的；若有人問，全世界開立最多的是哪種處方藥？答案不是降三高藥，而是抗憂鬱藥。世界衛生組識表示，憂鬱症是最常見也最為棘手的精神疾病，已是全球性的疫情。從 2007 至 2017 年，短短 10 年內，憂鬱症比例增加近 20%，世界衛生組織估計全球罹患憂鬱症人口超過 300 萬人，造成大部分患者無法正常生活及工作，成為全球社會一大負擔。

專家表示治療憂鬱症有時候頗為棘手，部分人抗憂鬱藥物服用一段時間後，容易發生失效的情形，有的抗憂鬱藥物甚至有提高自殺的副作用，而病情的復發率很高。罹患憂鬱症通常不是單一因素，甚至有時候跟基因傾向有關，但是美國梅約醫學中心指出壓力會提高憂鬱症罹患率，或者使已有的憂鬱症更加嚴重。另外，有專家認為要解釋世界憂鬱症罹患率快速的成長，跟現在人生活常見到的高度及持續性的壓力，應該脫不了關係。

台灣的疫情也亮紅燈

台灣醫界專家都認同，國內憂鬱症人口快速增加趨勢與國際同步，衛生署國民健康局憂鬱症調查指出，調查按人口比例

估算顯示：8.9％的國人有憂鬱症，約 200 萬人。有的專家評估可能更多，因為台灣社會對於精神疾病的態度傾向保守，造成有的患者不願就醫，甚至是沒有病識感。

　　另外，專家評估台灣女性的憂鬱症的機率是男性的 2 至 3 倍，而從健保署統計資料來看，台灣人服用抗憂鬱症藥物的量，年年都在成長。憂鬱症及心理疾病也是打亂職場秩序的重要因素，台大醫院一位資深心理醫師指出，台灣上班族請病假的原因，第一名是普通感冒，第二名就是包含憂鬱症的心理疾病。

憂鬱症與心血管疾病

　　憂鬱症不只對心理及整個的生活造成重大影響，影響生理也頗大，以全球威脅健康的頭號殺手是心臟病及第 2 名的是中風來講，都有研究顯示罹患憂鬱症的人，心臟病及中風的風險會提高不少，而罹患憂鬱症的時間越久，患病的風險就越高。

　　為何憂鬱症會引起心臟病及中風呢？據專家的說法，情緒嚴重失衡，包括憂鬱症，會因起一連串的生理變化，像是：提高體內的慢性發炎，而促進心血管的老化。據統計，罹患憂鬱症的人出現心血管疾病會比一般人提早 6 年。另外，據約翰霍普金斯醫學院研究，罹患憂鬱症的人，他們血液中的血小板黏性較高，容易引起動脈粥樣硬化，不過有趣的是治療好憂鬱症後，血小板也會恢復正常。

壓力及憂鬱大反撲

　　你的抗壓及自我管理情緒的能力如何？許多人會認為壓力及影響情緒的，多屬外在環境引起的事情，除了改變外在因素，似乎沒啥法子，只能任它擺佈，像大海中無舵的船隻。實際上，這樣的想法不太正確，因為多項研究結果告訴我們，個人身心狀況會決定壓力或外在事情影響我們的程度大或小。

　　這個情形和免疫系統有些相似，若免疫系統強壯，雖然不見得永遠不會生病，但生病的機率會降低，生病時也會好得快。當然，人生總會遇到一些在壓力及情緒上特別困擾的事情，例如家庭或工作上的巨變，也有一些人因為基因的關係，不容易逃脫壓力及情緒的陰影，不過這些畢竟是少數。多數的時候，我們都可以掌握壓力及負面情緒對我們的影響。

　　很多人提倡正面思想作為抗壓力及自我管理情緒的方法，這個是有道理的，但不夠完整且未必有效，因為不見得所有心理問題都來自心裡。長久以來，主流醫學一直將生理及心理問題分開處理，生理交由一般內科、專科醫師；心理則由心理師負責，但現在越來越清楚，這樣的分割是根本不存在的，因為身心兩者之間不但有重大互相影響，也可以形成惡性循環，心裡越不舒服身體會越糟，身體有狀況，心理不適也會加重。

要緩和及消除壓力及負面情緒要從身及心兩者雙管齊下。專家告訴我們，心理層次外也要從生理著手，包括：飲食、運動及調節自律神經。這樣做不但會讓我們情緒更為平靜，也會預防疾病及身體提前衰退。

別把自己給「嚇死」

我多年前聽到一個故事，至今印象鮮明。一間腸胃科病房住著兩位病人，一位病情不嚴重，隔天就要出院，另一位病危，未料醫師拿錯病歷，走到病情不嚴重那個人的床邊，小聲跟護士耳語：「這個人應該活不到天亮。」即將出院的病人聽到了，結果隔天護士發現他已經離世。

過往，主流醫學會排斥心理作用，以為「心」對身體沒什麼多大影響，但目前這個態度已經出現 180 度大轉彎，主流醫學的機構及研究單位認同心理可以對生理直有接影響。 這個很容易感受到， 我們心情好的時候，身體會覺得很舒服，精神很好；但聽到不好的消息時，身體感覺沉重，甚至疲倦、頭也覺得很重，這些現象從醫學來解釋也很容易，情緒會引起身體分泌出來一些物質，而這些物質對身體有益或有害，決定於當時的情緒是正面或負面的。因此，「心理作用」也可以變成健康個強而有力的「治療作用」。

壓力永遠是破壞力量嗎？

　　你聽過良性壓力嗎？只要壓力不要太激烈或持續太久，一定程度的壓力反而有助健康，例如：運動正是一種低度的生理性壓力，能夠增加或刺激腦部化學成分「神經營養因子」，強化神經元彼此之間的聯繫，這就是運動增加效率及記憶力的基礎機制。說得更為直接，壓力會讓人生更有成就感：一位沒有交稿壓力的作者，也許寫不了他的書；沒有考試壓力的學生，他也許不會去念書；如果沒有任何壓力，人生也不會追求任何目標。

　　哈佛大學一項研究發現，如果將壓力反應視為正向，血管並不會產生收縮反應，而是與喜悅時產生的生理反應雷同，例如：應徵一份新的工作，一直有緊張情緒，就會有負面影響；若視為人生挑戰，縱使心跳加快，血管並未收縮，是不會對身體產生負面影響。

一天只有 24 小時不公平

　　你會不會覺得現在的生活，好像隨時在賽跑，每天每個時段都塞得滿滿的呢？工業革命後，「"Time is money"（時間是金錢）」的價值觀貫穿我們一切的思想及生活。一個典型的例子是前紐約市長、商界大豪彭博，有人問他為何不趁搭手扶電梯

🔵 科學見證 🔵

　　用不同的心態對待壓力來改變對健康可能產生的負面影響，是個耐人尋味的研究議題。而美國威斯康辛大學用了 8 年的時間來證明，就是有這麼一回事。研究人員在問了將近 3 萬人，在過去的一年中，他們認為壓力對健康的影響多大，8 年後核對這 3 萬人的死亡紀錄，發現那些認為壓力對健康影響很大的人，提早死亡風險增加 43 %。反之，抗壓力很高的人且不認為對健康有負面影響，是所有研究中的人，死亡機率最低的。

資料來源：健康心理學期刊，2011 年

的時候休息片刻，非走扶手電梯的台階呢？彭博微妙的回答是：「等我死後，躺在地下，想休息有的是時間 」。

　　稟持這樣爭分奪秒的精神，不少人連睡飽都覺得太過於奢侈，結果蠟燭兩邊燒，靠咖啡因，每天拖著疲憊的身心過著有「效率」的生活。這樣對健康及情緒有巨大的影響，並不難理解為什麼，許多人掉入壓力及情緒不穩的漩渦。

　　不想被這股特強的漩渦給沖走，該怎麼辦呢？專家建議從幾個不同方向進行：

1. **調整心態**。「我很忙」已經變成很多人的口頭禪，甚至有的人把「忙」當做肯定自我價值的指標。但是我們到底在忙什麼？知名的韓國和尚惠敏法師曾經說：「感受到週遭事物高速運轉的時候，我停下來追問『此刻，是我的心忙碌，還是

這世界本就忙碌？』」研究顯示，越認為「我很忙」的人壓力感會越大。

2. **改變自己的「時間觀」**。人類百萬年來，每天的時間都夠用，何況沒有發明電以前人類一天可以利用的時間更短；沒有電燈泡前，美國人平均每天的睡眠長達 10 個小時。而我們有這麼多科技可以幫忙節省時間，怎麼近幾十年突然一天 24 小時變得不夠呢？專家說擁有每天與時間賽跑的感覺是在加重壓力。要緩和情緒不穩、減少壓力感、調節自律神經，就得放慢步調，印度聖人甘地曾經說：「人生的意義不在於一直加快它的速度。」而最好的方法就是不**要把自己每天的行程及該做的事排得這麼滿，留一些空檔喘口氣，這個不叫「浪費時間」，而是給身心一個自我調節的空間。**

3. **偶爾當個「沒有效率」的人**。每天做 1、2 樣「沒有效率」的事情，例如往窗外看發呆，或走到附近的公園觀察樹木及鳥群。剛開始做可能會覺得有點不自在，感覺一點都沒有效率，但是時間久了，會發覺帶來的心情的平靜，非常值得。用午餐時，也可以作件非常「沒有效率」的事情，就是不要邊吃邊工作，專心吃東西，這個不但會降低壓力感，對消化及身體健康有正面的效果。

4. **掌握說「不」的訣竅**。有時候，我們有限的時間往往被別人

剝奪，他人經常要求我們承擔更多的責任，或是接手分外的工作，基於責任或榮譽感，我們會不好意思拒絕，深怕別人會對我們失望或不高興，因此滿足了別人，卻自己快滅頂。偶爾要厚著臉皮，微笑對別人說：「對不起，我沒時間做。」快樂去享受自己好不容易安排的空檔。

5. **排除紛擾生活的雜事**。科技給我們帶來無限的可能，聽起來很吸引，但是無限的可能碰上我們有限的時間，有時候也帶來無限的困擾， 包括：回不完的 email 及訊息、開不完的視訊會議、看不完的部落格、追蹤不完的內容，要用我們有限的精力及時間永遠趕不上， 而頗感到壓力。專家建議，少分心來鎖定自己必做的事，多留一些時間作自己真的喜歡做的事或社交活動，對身心健康會有幫助。

情緒被內分泌綁架

　　心理對身體影響如此大，那麼生理對心理的影響呢？可能更大！ 為何怎麼說呢？用哈佛醫學院的說法：「**我們心情及一切的感覺是來自身體隨時不斷在變化的數十億的化學反應。**」這些「化學反應」的範圍很廣，包括：荷爾蒙、神經調質、神經遞質、酵素等，這些「化學反應」有時候會出現失調、不平衡及異常， 對腦部影響也頗大。

其實，最明顯的例子是每位女性最清楚不過的，就是生理週期對情緒的影響，這可算是暫時性的，如果身體的「化學反應」出現習慣性的失衡，對長期的情緒必有影響，可以說是被自己的「內分泌綁架」，再怎麼往正面去想，不容易解脫。如果這樣的狀況該怎麼辦呢？有時候必須採取方法減輕及應付外來的壓力，但是調節體內的「化學反應」也很重要，而這個方法不外乎飲食及運動。

養好身體與比顧愛車重要

養高級轎車的人都很注重用最頂級的汽油，唯恐劣質的燃料會影響功能，折損愛車的壽命。養自己的身體卻隨隨便便，不考慮劣質的「燃料」，例如加工食品及精緻糖類，對健康的影響，而「燃料」的好壞，對大腦影響更是重大。

加州大學洛杉磯分校教授費爾南多‧戈麥斯‧皮尼利亞（FernandoGómez-Pinilla）曾經說：「**食物就像一種影響大腦的藥物化合物。**」而據研究，食物對大腦影響的層次很廣，不只影響大腦長遠的健康，例如缺少 Omega 3 脂肪酸會造成大腦的認知功能提前衰退，我們吃的東西對情緒會有「現世報」，給對「燃料」，心情平靜及喜悅，精神集中；給錯了，情緒首當其衝，哈佛醫學院的伊娃‧塞胡布醫師 (Eva Selhub) 說：「如果

您的大腦被剝奪了優質營養；或者自由基及引起發炎的細胞，在大腦封閉空間內循環，導致腦組織損傷，那麼就會造成後遺症。」

塞胡布醫師也承認，長久以來，主流醫學忽略了食物與情緒之間的關聯，不過近幾年開始有所改變，而如何吃出健康的大腦，不產生情緒的負面影響，有個新的名稱，叫「營養精神病學」(nutritional psychiatry)。「營養精神病學」基本原則，就**是給大腦必要的營養素，同時避免會攝取會造成傷害的物質。**

自然療情緒的奇招

哈佛醫學院在 2018 年發表一篇報導，題目為「運動是個抵抗憂鬱症的全自然方法」，而副標題是「運動對部分的病例效果跟藥物一樣好」。為何運動可以達到跟藥物同樣的效果呢？腦部管理情緒的區域叫海馬體，而研究發現，罹患憂鬱症的女性，腦部的海馬體比正常的人萎縮 9％至 13％，而憂鬱症持續越久，海馬體萎縮越屬害。

報導另外也提到壓力會跟憂鬱症有直接的關聯，因為壓力會阻礙海馬體新神經元的生長，使得憂鬱症更為嚴重。但是據哈佛的報導，經過一段時間的運動之後，會促進海馬體生長新的神經元。海馬體萎縮不只是憂鬱症的風險提高，也跟老人失

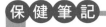

「營養精神病學」的吃法

　　大致上，對腦部最有利的飲食法跟維護全身健康的飲食法是相同的，不過幾個特別對大腦飲食的原則：

1. **多吃蔬果等天然食物。**研究顯示多吃水果及天然食物，可以減低壓力，除了這樣吃會供應大腦許多需要的營養素，2018 年一項在荷蘭的研究發現，多吃天然植物性食物，不但有助於穩定情緒及避免憂鬱症，緩和記憶衰退。

2. **B 群中的葉酸特別重要。**所有的 B 群對健康重要，但是**一項研究顯示 38％罹患憂鬱症的人缺乏葉酸**，含有豐富的葉酸的蔬果包括；青江菜、菠菜、蘿蔓生菜、花椰菜、甜菜根、蘆筍、扁豆、鷹嘴豆、堅果、木瓜及橘子。

3. **陽光是情緒「快樂浴」。**多項研究顯示，缺少維生素 D 的人，很容易情緒不穩及感受到較大的壓力。研究指出，腦部與憂鬱症有關係的區域，也被發現維生素 D 的受體。

4. **注重健康的脂肪。**如果把腦部的水分全部脫乾，剩下的成分 60％是脂肪，可見脂肪對大腦多重要。不過，大腦需要優質的脂肪； 劣質的脂肪，則包括反式脂肪及氫化脂肪，則會引起發炎。最好的脂肪來自特級初榨橄欖油、酪梨、堅果、亞麻籽油，等，而 Omega 3 脂肪對大腦健康特別重要。

5. **遠離傷害大腦的物質。**加工食品除了無法提供大腦需要的營養素之外，也含許多對大腦有害的物質，包括：劣質油品、人工色素、高果糖玉米糖漿、防腐劑等。除了這些物質直接影響大腦，也會破壞腸道菌叢的平衡。

智症有關，而有一項研究顯示，每天只要健行一英哩 (1.62 公里)，能預防海馬體萎縮，而罹患失智症的風險也會降低 48％。

神奇的效果有依據

　　重大精神疾病可以藉運動來達成 40％的療癒，那麼要如何看待運動的功效呢？

　　「定期的有氧運動將為您的身體，新陳代謝，心臟和精神帶來顯著及不可思議的正面變化，它具有令人同時振奮和放鬆的獨特能力，提供刺激和平靜，抵抗憂鬱和消除壓力。」這句話不是有氧舞蹈老師的廣告詞，而是哈佛醫學的說法。而這種說法有研究依據，運動不但會促進腦部的血液循環，會讓腦部分泌抗憂鬱的荷爾蒙「腦內啡」，同時降低引起壓力的荷爾蒙，包括皮質醇及腎上腺素，梅約醫學中心形容運動為「行動的冥想」。 美國知名的杜克大學曾經做了研究，比較憂鬱症藥物治療及運動，有一組人每週 3 至 5 次的運動有氧運動約 40 分鐘，經過 4 個月，參與運動的患者，40％得到痊癒。專家指出，運動能對憂鬱症有如此好的療效，其他較輕微的情緒問題，包括調節壓力，更是不用質疑的。

保健筆記

減壓及穩定情緒的運動

　　保健大腦最基本的運動要求是：

（1）**有氧運動：每週 4 到 5 次，每次 30 分鐘，盡量讓心跳達到個人最高 65％至 75％。** 有的人在情緒低落的情況之下，較沒有運動的意願。但是，不運動會變成一種惡性循環，越不運動情緒越差，情緒越差越不想運動。哈佛大學心理學教授克雷格・米勒(Craig Miller) 則建議：「從每天步行 5 分鐘或任何自己喜歡的活動開始。很快，5 分鐘的活動將變為 10 分鐘，10 分鐘將變為 15 分鐘」。

（2）**肌力訓練：每週 2 次，每次 30 分鐘。** 如果想徹底脫離低迷情緒，研究顯示肌力訓練對調節身體的內分泌有很大的幫助。如果抽不出空每天運動，每週 2 天的肌力訓練可以替代另外 2 天的有氧運動，並且有些肌力訓練，例如壺鈴訓練，可以同時達成有氧及肌力訓練的功效。

　　怎麼樣的有氧或肌力訓練最好，要如何做，　本書第 4 章〈只坐不動，可能讓你老得快〉有詳細的陳述。運動的選擇很多，正確的選擇及做對，不但對對情緒有穩定作用，對全身的健康有益。

心念有不可思議的力量

　　透過正確飲食及運動來調節身體無數的「化學反應」後，該如何再進一步穩定情緒、抵抗壓力？答案是平衡自律神經極為關鍵，而最好的方法之一，就是大家一定聽過的「**冥想**」。

　　近幾十年來，不少研究證實冥想的效果顯著，且普遍被大眾接受。美國心臟科權威赫伯特・班森（Dr. Herbert Benson）醫師，也是哈佛大學身心醫學中心（Harvard Mind/Body Medical Institute）創辦人，是將冥想帶入現代醫學的第一人。

　　在 60 及 70 年代的研究中，班森醫師發現有所謂的「壓力基因」（stress genes），而這些基因傾向表現越強烈，人體出現的壓力表現如：血壓升高、身體發炎症狀越高。而班森研究中最不可思議的發現，冥想會抑制 1000 個不同壓力的基因，展現我們的心念就可以操控基因。

　　班森表示，這樣的結果已經打破心念不可能影響生理的窠臼。多項研究顯示有冥想習慣的人，不僅壓力表現趨緩及整體身心更為健康，還有助於降血壓，以及使心跳平穩。其他研究也證明冥想還有不少好處，例如：提升免疫系統功能；也有研究顯示，冥想可以預防憂鬱症復發，效果不亞於抗憂鬱症藥物。

現代冥想代名詞：放鬆反應

　　為了避免冥想帶來任何宗教色彩，班森醫師捨棄冥想（meditation）一詞，創立新的名詞——「**放鬆反應（Relaxation Response）**」，並清楚定義為：鼓勵你的身體釋放一些化學物質和大腦信號，放鬆肌肉，讓器官功能趨緩，增加大腦的血液流動，切斷逃跑或戰鬥的反應。這個效果，簡單的講，就是要啟動我們的副交感神經。

　　近年來，喬‧卡巴金（Jon Kabat-Zinn）博士更將放鬆反應發揚光大，重新命名為「**正念減壓（Mindfulness-Based Stress Reduction）**」，並帶入世界各大醫院及診所，成為家喻戶曉的紓壓名詞。

專題	正念減壓做法

　　無論放鬆反應或正念減壓，做法都很相近，步驟如下：

步驟 1：先行尋找一個舒適環境，採坐姿。

步驟 2：閉上眼睛。

步驟 3：邊呼吸，邊用意念感受全身部位的放鬆，順著腳趾頭、腳底、腳跟，一路到腳踝、小腿、大腿、臀部、腰部、胸部、手臂、手肘、手腕、手指、臉部、鼻子、舌頭、

額頭均須放鬆，不只肌肉，連意念也要放鬆。此時，副
交感神經開始運作。

步驟 4：感受一下呼吸，感受氣從鼻子進去，又從鼻子出去。吸
氣時，開始默念數數字，從 1 開始數到 10，又從頭開
始數，若發現有胡思亂想的情形，或數數字中斷，又要
再從 1 開始數。

步驟 5：連續做 10 到 20 分鐘，可以睜開眼睛看時間但是不要定
鬧鐘。不要擔心有沒有達到放鬆作用，繼續做、持續做
一段時間，就會慢慢進入狀況。

步驟 6：結束後，慢慢睜開眼睛，坐個幾分鐘後，再緩緩起身。

＊每天可練習 1、2 次，請在飯後 1、2 小時練習，避免消化作
用影響放鬆效果。

呼吸原本是放鬆機制

為什麼呼吸可以達到放鬆效果？因為呼吸有直接影響自律
神經作用。

自律神經是控制大腦無法掌控的神經活動，例如：心臟搏
動、呼吸、血壓、消化、新陳代謝等。但是呼吸很特別，除了
可以直接接受自律神經的控制，又可以用大腦意識主動控制。

我們在吸氣時，會刺激交感神經，心跳會加快；吐氣時，會刺激副交感神經，心跳會放慢，透過迷走神經（vagus nerve）直接影響副交感神經。

迷走神經是大腦神經中最長和分佈範圍最廣的一組神經，含有感覺、運動和副交感神經纖維，專家比喻壓力像一部車子快速奔馳中，迷走神經就是車子剎車，而控制呼吸等於對交感神經踩剎車作用。

2007 年哈佛大學醫學院，以及北京師範大學共同進行一項研究，發現學習「腹式呼吸法」（diaphragmatic breathing）會大幅度減少分泌壓力荷爾蒙「皮質醇」，因而降低壓力反應對身體造成的影響。香港理工大學研究也發現對老年憂鬱症有明顯改善效果。

專題　　　腹式呼吸法 DIY

腹式呼吸法是利用橫膈膜上下移動的方式，讓呼吸變深，吐氣變長，達到刺激副交感神經的效果。利用腹式呼吸，橫膈膜會收縮，腹腔會擴大，吸氣及吐氣會變得更深，可以減少每分鐘呼吸的次數。依照克利夫蘭醫學中心提供的腹式呼吸法 DIY，有以下步驟：

步驟 1：躺在平坦的表面或床上，膝蓋彎曲，用小枕頭支撐頭部，
也可以用膝蓋下的枕頭來支撐你的腿。 將一隻手放在
上胸部，另一隻手放在胸腔下方靠近胃。 這樣您就可
以在呼吸時感覺到橫隔膜的移動。

步驟 2：用鼻子慢慢吸氣，感覺腹部往膨脹，這就是橫隔膜往前
移動。 胸部的手應盡可能保持不動。

步驟 3：收緊腹部肌肉，用噘起的嘴唇吐氣時，感覺到腹部肌肉
向內縮， 上胸部的手還是必須盡可能保持不動。

注意事項：

＊吐氣要比吸氣長一點，因為吸氣是刺激交感神經，吐氣是刺
激副交感神經，最初練習時，可以設定秒數，吸氣時，數到 4
或 5，吐氣需增加到 6 或 7，漸入佳境後，呼吸會越來越深，
而且會刺激迷走神經，此時吸氣會數到 6 至 7，吐氣就要增加
至 10 到 12。

＊您可能會注意到正確使用腹式呼吸法會有點吃力。 因此，有
可能起初練習時會感到疲倦，但是練習一段時間將變得輕鬆
自在。

＊剛開始，每天練習 5 到 10 分鐘，每天 3 到 4 次。 逐漸增加練
習的時間，甚至可把一本書放在肚子上，來增加鍛練的挑戰。

天天張嘴大笑，保證「笑」到病除

　　你聽過諾曼・卡森斯（Norman Cousins）的故事嗎？他是美國知名刊物總編輯，1964 年從國外返回美國後不久，得了怪病，全身動彈不得，所有的關節還是疼痛不已。醫生診斷為一個罕見的膠原蛋白疾病，也告訴卡森斯無藥可醫。畢竟主流醫學已經放棄他，卡森斯自己看了許多跟免疫功能有關的書，決定為自己進行治療，而他自我開的處方是 ── 笑料。

　　他搬離醫院，每天看搞笑影片，看到笑破肚皮。原先在醫院每天服用高劑量的止痛藥都沒用，大笑不但讓他立即止痛，也容易可以無痛的入睡幾個小時。每天從早笑到晚，第 8 天結束後，大拇指可以動一動，自從那天，卡森斯的身體健康逐漸康復，後來恢復全職的工作。他的心路歷程寫成書，《笑退病魔（Anatomy of an Illness）》已翻譯成十幾種不同國家語言，暢銷全世界，而時隔 40 年，「笑」的大功效，越來越被主流醫學認同。

　　大笑能夠調節自律神經，提升免疫系統功能來治療大病，更不用說能消除壓力及穩定情緒。美國梅約醫學中心說「大笑」有重大的療效，一點都不是開玩笑，包括：除了降低壓力反應、促進循環及代謝、放鬆肌肉，也有提高免疫功能、止痛及減少憂鬱。世界各國多項研究都可以證明這個說法，像 2009 年日本

研究發現大笑有助血糖控制、2011 年英國牛津大學的一項研究，結果是大笑可以減少疼痛感，2015 年美國馬里蘭大學研究也證明經常大笑，血液循環可以增加 22％。

要如何笑出健康

- 找不到笑料或好笑書籍或影片，專家說只要把笑的動作做出來，就有效。
- 跟其他人在一起，我們會笑出來的機率多 30 倍，也就是說跟其他人一起笑會更容易。如果沒有朋友願意跟您笑，可以參加團體活動，例如愛笑俱樂部的課程。
- 據專家的研究，一定要大聲的笑出來才有療效，只是在心裡覺得好笑，沒有效果。
- 每週要幾天或多少時間來笑才有效，目前不像運動有這麼明確的建議，看個人的時間而定，不過專家提醒，大笑不像藥物有副作用，要發揮正面情緒的好處，不嫌時間多！

助己不如助人

　　幫助別人不僅感覺良好，據研究對自己的身心有很多好處，不但會降低死亡機率，也是平靜情緒的良藥，罹患憂鬱症的機率也減少。透過核子共振發現參與志願服務或幫助別人，會讓

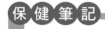

養寵物來養心

　　養寵物的人都清楚，寵物會給生活帶來快樂和愛，而現在科學也正在證實養寵物，對我們身心健康確實有很大的正面幫助。 一種說法是寵物可以提高我們催產素的分泌， 催產素也稱為「結合激素」或「擁抱化學物質」，可增強社交技能，降低血壓和心率，增強免疫功能，提高對疼痛的耐受性，還可以降低憤怒、憂鬱及壓力造成的生理反應，還提高心情平靜的感覺。

　　研究發現，狗可以緩和並解除老年人的壓力和孤獨感，且有助於平息學生考前的壓力，而一些研究顯示，不只有狗或貓才有這個效果，幾乎任何的寵物，包括：兔子、烏龜，連蟋蟀都有這些好處。

大腦中管理幸福的區域較活躍，要解釋這個現象一個說法是大腦會分泌多巴胺，身體一個重要的「快樂荷爾蒙」。

　　我們往往會覺得在自己的身上花錢很快樂，但是研究顯示我們的錢花在幫助別人，實際上會帶來的快樂比花在自己的身上還要大。美國一家健康管理公司做了一個3千多人志願服務的研究，結果發現絕多數的人參與志願服務後，認為有幫助自己的身心健康。詳細數字，過去2個月有志願服務行為的人，94％說心情更好、78％說降低壓力的感覺、96％讓他們感覺人生更有目標。

　　另外，罹患慢性病的人說志願服務行為讓他們較不為病情困擾。其實，做善事不見得要投入很多時間，要提高自己的快樂指數，想辦法經常對別人作一些小小的善舉，德蕾莎修女曾經說：「**並非所有人都能做出偉大的事情，但誰都可以透過最偉大的愛，來完成一些平凡的事。**」

亞當斯小丑醫師的《心靈點滴》

　　連美國非常知名主流醫學的梅約診所都認同大笑的療效，都是近幾年的發展，早在 3、40 年前，美國醫學界幾乎可以說對所有「非主流」的方法，持相當保留的的態度，不過 70 年代美國有一位派吉‧亞當斯（Patch Adams）醫師，不顧當時保守的風氣，亦不怕「被人笑」，就決定以「笑」當作他治療病患一個重要的方法。

　　派吉‧亞當斯年輕時罹患嚴重憂鬱症，有多次輕生念頭，曾經自願住進精神病院 3 次，近距離接觸不少精神病患，他覺得當時醫療並不缺乏醫治技術，而是缺少歡喜的關心及慈悲，於是興起不再輕生，要當一名關懷病人的醫師念頭。

　　成為醫師以後，他在醫療過程中特別關心病患，也常用幽默減輕患者承受疾病痛苦的心裡負擔，同時設立一間醫療中心，免費替貧窮病患治病，並扮演小丑逗病人開心。當時有些老派醫

師不以為然，認為會失掉做醫師的尊嚴，但亞當師醫師仍不改其作風，近年他的有趣醫療方式得到高度肯定。1988 年亞當斯醫師真人真事改編成一部電影《心靈點滴（Patch Adams）》，由已故傳奇演員員羅賓·威廉斯擔綱演出，上映後佳評如潮。

感恩之心可以改變身心

專家人認為感恩之心簡直是抵銷負面情緒的萬靈丹。比微笑更好的作法是感恩，2016 年柏克萊加州大學最新研究發現，感恩之心可提高身心健康，該研究有 300 人參與，對象是正在接受心理輔導的人，共分 3 組，第一組是繼續接受心理輔導，第二組是接受心理輔導之外，還要寫下壓力感受，第三組是接受心理輔導之外，要對心中要感謝的人寫一封感恩信。

12 週以後，研究人員發現，前面兩組的心理健康沒有明顯差別，第三組則有很大的不同，無論感恩心有沒有寄出，心理健康狀態都有明顯進步。也有其他研究發現，有感恩之心的人比較快樂，不容易沮喪、焦慮、有助睡眠。

保 健 筆 記

感謝周遭的人事物

　　哈佛大學醫學院認為感恩有助負面情緒的改變，提出 4 大感恩 DIY：

1. **寫感謝函**。請將某一個人、做了哪些事情，讓你覺得非常感謝的感受寫下來，建議每個月寫一次。該項感恩做法，會讓你覺得快樂，也會與感恩者之間維繫良好關係。

2. **用心念感謝**。如果沒有時間寫下，生起感恩的心，用心念想到別人對你做的好事，也會有助身心健康。

3. **製作感恩筆記**。請準備一本記事本（或用點腦開一個記事檔），隨時記下與感恩有關的片斷。

4. **記錄人生感恩的人事物**。最好是一週寫1次，詳細寫下感恩原因、感覺及感受。

HEALTH

第 **6** 章

夜未眠——
不可承受之重

開心的笑一笑和好好的睡一覺，
是醫生可以提供最好的治療方法。
——愛爾蘭諺語

睡眠不足讓你又累又老

夜深了，但還是有無數的人還在藍光的螢幕前上網；對許多 21 世紀先進國家的人民來說，睡眠似乎是個奢侈又浪費的行為，要過個有效率的人生怎麼能把 1/3 的時間躺在床上睡覺呢？

還記得那句：「我每天只睡 1 小時。」高級保養品的經典名言嗎？真是一句非常有說服力的廣告詞。不過，從醫學的角度來看是諷刺的，因為知名化妝品牌雅詩蘭黛曾贊助一項研究，研究結果是，**睡眠不足的女性皮膚老化的特別快，而且修復的能力明顯減少**。

雖然許多人認為睡眠不足唯一的後遺症就是第二天較疲倦一點，但這幾年不斷累積的許多國際研究顯示，長期睡眠不足會引發許多嚴重的健康問題，包括：肥胖、心臟病、高血壓、糖尿病、憂鬱症，甚至癌症。

你睡得好嗎？

感覺上，現在晚上能夠好好睡一覺的人，不太多，除了部分人嫌睡覺浪費時間外，也有越來越多人，想睡卻無法入睡或睡得不好。睡眠障礙在近幾年，已令國際公共衛生專家都非常擔憂，視為一項全球健康危機。因為不同程度的睡眠障礙在先

進國家已經相當普遍，而近期研究資料顯示連未開發國家也跟隨在後，甚至還更嚴重。

　　台灣人的健康也正遭受睡眠障礙的侵蝕，台灣睡眠障礙多嚴重呢？根據 2017 年台灣睡眠醫學會最新調查顯示，全台有10％的人口為慢性失眠症所苦，族群以年輕女性及老年人為主，女性比男性多。2017 年的資料指出，女性與男性慢性失眠分別是 13.9％和 8.6％。另外一項台灣的研究發現超過 45％的人，平常的睡眠品質不佳。

不好好睡一覺代價可不小

　　癌症是台灣頭號死因而心臟病是第 2 名。研究顯示睡眠不足讓這 2 個恐怖殺手的風險增加。為何會睡眠不足會引起癌症呢？其實，每個健康人的身體隨時都有癌細胞在流動，若希望這些癌細胞不會轉變為惡性腫瘤，得靠我們免疫系統中的一種淋巴球，叫「自然殺手細胞」（NK or natural killer cells），來掃除這些未成熟的癌細胞。

　　加州大學洛杉磯分校一個劃時代研究發現，**只要一天睡眠縮到 4 個小時**，例如凌晨 3：00 至早上 7：00，**免疫系統的自然殺手細胞暫時就少 70％！**而芝加哥大學一項小白鼠試驗，注射癌細胞，在 1 個月內觀察其腫瘤的發展，半數的小白鼠可以睡

飽，另一半數被中斷及減少，後者腫瘤的成長速度快2倍！

　　文明社會飲食習慣已經不利於心血管的健康，不難理解為什麼心臟病是全球第一大死因，若睡眠也不足，那就是雪上加霜，因為研究顯示睡眠不足也是心臟病一個危險因子，在日本研究結果很為驚人，其中**每天平均睡眠6小時或6小時以內，發生心肌梗塞的機率多4至5倍**。當然，偶爾熬夜不至於會得癌症或心臟病，但長期睡眠不足，即使不得癌症或心臟病，免疫功能下降也會讓我們較容易感染一些環境中的病毒，例如感冒及流感。

● **科學見證** ●

　　英國華威大學發表研究，不同年齡、種族，以及性別，近50萬人，追蹤長達25年，結果顯示平均睡眠6小時或低於6小時，死於心臟病的風險增加48％，中風的風險多出15％。研究員形容晚睡早起的習慣是健康的定時炸彈。

資料來源：歐洲心臟期刊，2011年

睡不夠會變笨嗎？

　　減少睡眠，白天用意志力及咖啡因撐著，在床上少浪費時間，會不會覺得很聰明嗎？假如有人告訴因此會變笨了，會不會傻眼？腦部好比人體的主機，而研究顯示，**睡眠不足對腦部的功能也有影響，只要少睡了1、2個小時**，無論記憶、專心力、

判斷力……等通通都會受連累。美國布朗大學研究顯示其他條件相同之下，晚 40 分鐘上床睡，這麼小的差別，足夠讓學生考試的成績從 A 或 B 及降到 C、D 甚至 F。

學生如此，在商場如戰場的上班族也不例外，就連注重專業判斷的醫生，也會犧牲睡眠，尤其是住院的實習醫生經常馬拉松式的值班。據統計如果在加護病房一次值班長達 30 個小時，醫生的錯誤診斷會比睡眠足夠時增加 4.6 倍；而因為睡眠不足，5%的實習醫生會產生對病人致命的醫療疏失。

除了腦部功能外，情緒也會受影響，專家指出讓一個心理完全正常的人連續好幾天睡眠不足，再去找心理醫師，不告訴醫生是缺少睡眠，經過診斷會極相似心理疾病，包括：情緒低落、焦慮、憂鬱，甚至類似精神分裂症。

● 科學見證 ●

父母往往會擔心小孩離開家去唸大學時，行為變得放縱而影響成績，不過美國明尼蘇達州的聖湯瑪斯大學有一項研究發現，睡眠問題與狂飲作樂及使用大麻，對平均成績（GPA）具有相同的影響，尤其是大一學生負面影響更為明顯。研究顯示，大一學生若睡不夠或睡不好，這個因素造成輟學或退課，大於飲酒、大麻使用或學習障礙。而這個結果，無論種族、性別或有其他身心疾病，都可以獨立預測這些學業的問題。

資料來源：美國睡眠醫學會期刊，2014 年

小心腦袋瓜提前老化

大家平均壽命越來越久，因此很多先進國家面臨人口老化的問題，而台灣也不例外。對老人而言，一個很大的健康危機就是失智症。老人失智症最常見的就屬阿茲海默症，從解剖來看，罹患阿茲海默症一個病變特徵，就是腦部會堆積 β- 澱粉蛋白（β-Amyloid）而結塊。有研究發現，健康的中年人士，只要一個晚上睡得不夠，腦部會有比平常多的 β- 澱粉蛋白。

而近幾年腦神經研究重大發現，睡眠會啟動大腦中一個叫「類淋巴」的系統（Glymphatic System），負責清除大腦白天產生的代謝廢棄物，避免 β- 澱粉蛋白堆積；唯有睡眠時，類淋巴系統才運作，所以睡眠是腦部抗老的重要因素之一。

睡不夠抵擋不了甜食誘惑

身體重大疾病及腦部退化之外，睡眠不足也會讓人很難維持苗條身材！對許多人而言想維持體重正常，但是研究顯示，睡得越少，吃的會越多，並且代謝熱量的效率會降低，尤其是血液中的糖分。因此，專家警告沒有平常每晚睡飽 7 至 8 小時，無法控制體重而變肥胖，還有罹患糖尿病的風險會大增。

有項蠻驚人的實驗，一群健康的成年、沒有糖尿病、血糖代謝完全正常的人，讓他們連續 6 個晚上只睡 4 小時。就只是6 個晚上，這些原先非常健康的人統統出現血糖代謝功能下降

40％的情況。若讓不知情的醫師檢查，會診斷為糖尿病的初期。
世界許多科學實驗室都做了同樣的研究，結果是一致的。

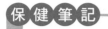

睡眠是最好的減肥處方

　　要用意志力控制自己的胃口，有時候不太容易，因為是有 2 種荷爾蒙會產生對胃口重大影響——**瘦體素 (leptin) 和飢餓素 (ghrelin)**。前者是告訴你的身體已經吃飽了，後者要刺激你的胃口。睡眠不足情況之下，瘦體素分泌會減少、飢餓素會增加，因此雖然吃飽了，身體會告訴你吃得不夠。

　　研究人員認為這個機制來自我們基因中遠古時代的訊息：唯有飢餓時，睡眠時間才會縮短，一遇到食物，身體要催我們趕快多吃一點，儲存熱量。**睡眠不足時，身體變得很吝嗇，要保留身上的脂肪。研究發現要減體重的人，吃減肥餐，睡眠足夠，減掉的體重一半屬脂肪，但睡眠不足，不但容易餓，減少的體重只有 25％屬體質脂肪。**

睡眠需要多少？

　　有些專家評估全球的人口高達 45％睡眠不足。近期研究顯示，很多現代人平均睡眠不到 7 小時，而部分國家有 1/3 的人睡眠甚至不足 6 小時。在台灣，以平常工作日的睡眠長度來看，2017 年是 6.86 小時，在這裡面睡不滿 6 小時的人應該不少。

　　關於台灣學生，有人指出有 7 成的孩子睡不滿 6 小時。美國國立衛生研究院建議學童每天至少 10 小時、青少年 9 至 10.5

小時,而成人則是要 7 至 8 小時。加州大學柏克萊分校的人類睡眠科學中心主管麥特・沃爾克(Matthew Walker)說一致的研究顯示要維持身體及腦部正常的功能,每晚至少要睡 7 個小時。但,實際需要多少,因人而異,NBA 王者詹姆斯每天睡 12 小時,近代物理大師愛因斯坦則是每天睡 10 小時。

10 小時會不會太多呢?美國史丹佛大學籃球隊曾做過試驗,讓球員們皆在約 2 個月的時間內,每晚睡 6 至 9 小時改成睡 10 個小時,結果球員及教練都認為每個人的表現全變得更好,加速跑比以前快、投籃得分機率高,而每個人都認為不管是練習時或正式比賽,身體及心理的健康感覺都提高了。

哈佛醫學院曾經說,身體重要修復的功能,包括:肌肉的成長、蛋白質合成、組織修復及生長激素分泌,多半甚至於唯有睡覺的時候才會產生。有位睡眠專家曾經說:「**不必擔心睡太多,因為身體睡飽自然一定會醒來。**」

保 健 筆 記

自我判斷睡眠足夠與否

專家說,以下五問有一個回答是確定,你的睡眠就不足

上床會覺得累而立即入睡	是	不
早上起床需要鬧鐘	是	不
白天是否想打瞌睡	是	不
需要靠含咖啡因的飲料維持腦部清醒	是	不
莫名其妙的情緒或怒氣	是	不

如何讓自己睡得飽？

沃爾克博士把世人普遍睡不好形容為「**災難性失眠疫情**」。**失眠症的定義是上床 30 分鐘後無法入睡，或一夜的睡眠不停中斷，或睡眠時間變很短，如果這些症狀一週裡有 3 個晚上出現而維持 3 個月以上，被視為「慢性失眠症」。**

目前，國外專家對使用安眠藥越來越趨保守，因為多項研究顯示安眠藥實際上成效不彰。沃爾克博士指出，透過安眠藥來麻醉自己的感覺而入睡，並沒得到真正自然睡眠的好處。加州大學丹尼爾‧克里普克博士（Dr. Daniel F. Kripke）的研究中，服用安眠藥的人在 2 年半內，死亡機率高出一般人 4.6 倍，吃越多風險越高，得癌症的機率也多出 30％到 40％。想避免安眠藥的副作用，專家會建議一些方法，可以得一晚好眠。

過午不碰咖啡因

不少上班族早上一杯咖啡，下午也一杯來提神，殊不知，咖啡因在人的血液中半衰期長達 6 小時左右；換言之，下午 3 點鐘那杯咖啡，到了晚上 9 點有一半的咖啡因還流在血液中，早上那杯也還剩 25％。美國密西根州福特醫院睡眠障礙及研究中心在睡眠實驗室裡做測試，發現研究對象睡前 6 小時攝取咖

啡因，即使能入睡，對睡眠品質及睡眠長度有絕對的影響。因此，**想取得一晚好眠的第一步，就是中午過後勿碰咖啡因。**

3C 產品不入臥室

專家指出，3C 產品螢幕的藍光會阻礙褪黑激素的分泌。褪黑激素這個重要的荷爾蒙是在晚上開始分泌，告訴我們腦部要進入睡眠，但是因為螢幕的藍光與太陽光的頻率相似，會欺騙我們的腦部以為還是白天而非睡覺時間。

哈佛醫學院不久前一項試驗，2 組人，一組是睡前看傳統的紙本書，另一組用 iPad 看電子書，結果用 iPad 看書的褪黑激素分泌被壓制了 50%，不但入睡的時間延後，整個生理時鐘也亂掉了，隔天早上起來需要花更長的時間到腦部完全清醒。**專家建議至少睡前 1 小時不要看任何藍光螢幕**，尤其是不要把手機放在床邊，以免半夜醒來打開手機看，藍光的刺激之外，腦部開始想事情，更難繼續睡下去。

房間的溫度很關鍵

睡眠專家告訴我們睡眠環境很重要。當然，舒適的睡衣、軟硬適中的床墊……等等都重要，但更關鍵的是房間溫度。我們開始睡覺體溫會下降，而該起來時體溫會上升，因此睡覺時

臥室的溫度最好比平均溫度低；據國外的研究，**最適合睡覺的溫度是 15 到 20 度**，雖然聽起來有點冷，不過有依據，房間冷，則睡眠會較深，也許這是剛好為什麼冬天都覺得較好睡，尤其是容易體溫高的人，**超過 25 度就會開始影響睡眠，而濕氣重會雪上加霜，以台灣又熱又濕的夏天來看，非開冷氣不可吧！**

黑暗才有好睡眠

臥室不夠暗也會影響褪黑激素的分泌，許多人的臥室有許多閃閃亮亮的燈，有時候是外面照進來的路燈或招牌，有時是怕暗非得裝個夜燈……等，但是睡覺時瞳孔會擴大，即使閉著眼睛，還會有些光線透過眼皮照到眼睛，影響睡眠。以色列的學者做了一項研究，睡在較亮的臥室比睡在全黑臥室的女士得乳癌比率多出 22％；更驚人的，英國國家研究單位十幾萬女性的研究結果顯示，房間較亮的人會較肥胖！因此，臥室最好用遮光的窗簾，同時把任何發亮電子產品移到臥室外面，如果這些措施有困難，就帶眼罩吧！

最好不要睡前小酌一杯

許多人覺得睡前喝點小酒會讓自己放輕鬆幫助睡眠，其實，這樣的想法只對一半，即使喝了酒，身體較容易入睡，但是那

夜睡眠的品質會打折扣。幾年前,國外綜合 27 個不同研究做分析,顯示睡前喝酒對睡眠有負面的影響。酒精的代謝會產生兩種副產物包括:酮體及醛類,而這兩個會壓制對腦部修復重要的睡眠時段,也會引起當晚睡睡醒醒。而往往隔天白天精神不佳,甚至頭痛及情緒不好。另外,酒精的代謝會讓身體的溫度提高,亦不利於睡眠,因此**最好避免睡前喝酒,如果需要放鬆身體可以考慮其他方法,例如泡澡、薰精油或吐納法。**

固定時間睡覺及起床

在很多人的邏輯中,晚上 10 點半上床睡 6 點半起床,以及 12 點半上床睡 8 點半起床,同樣睡 8 小時應該都沒差,但是從研究結果來看,確實不一樣。曾經去歐洲或美加旅行或出差,受了時差之苦的人就可以理解,出發地的時間牽累身體及腦部,就是因為生理時鐘的關係,經常改變睡覺的時間,包括週末晚睡晚起,即使自己沒有感覺,也會擾亂生理時鐘。

台北醫學大學附設醫院幾年前的研究發現學生如果睡覺時間不規律,會影響睡眠品質。另外,美國 2017 年發表以哈佛大學的學生為研究對象,就寢及起床的時間固定,成績明顯較好;**多項研究結論是固定睡覺時間的重要性不亞於睡夠時間。**

適中的運動幫助大

越來越多的研究證明，適當的運動對身心健康有益無害，睡眠也不列外。睡眠及運動相關的研究很多，美國西北大學醫學院曾經做了蠻徹底的研究，發現有睡眠障礙本來經常不運動的一群人，每週 3 到 4 次的 30 分鐘有氧運動，過了 16 週之後才開始出現明顯改進。關於何時運動最好，必須看個人的時間及偏好，不過有專家建議不要太靠近晚上睡覺的時候運動，因為會讓體溫升高，不利於睡眠，因此，運動離睡覺時間至少要三個小時以上。

那麼，有沒有哪個時間運動對睡眠幫助最大呢？雖然從研究來看沒有非常明確的答案，不過有些專家認為若是戶外運動，選早上做好，因為眼睛照到晨間的陽光，晚上身體會分泌更多幫助睡眠的褪黑激素，因此晨間戶外運動一舉兩得。當然許多上班族上班前，不見得有時間運動，另外可以考慮的時間，就是下班回家後，如果沒有太晚，可以飯前先作 30 分鐘的運動，不但幫助睡眠，也會加快代謝，讓你更有效燃燒晚餐所攝取的熱量。**總之，適度的運動有助於預防及改善睡眠障礙。**

靠近睡覺時吃喝節制

中醫古老智慧有句：「早上吃得早、中午吃得飽、晚上吃

得少。」從現代的醫學研究來看，確實有它的道理。2016年發
表於臨床睡眠醫學刊物說，睡前吃低纖維、高糖分的食物，睡
眠會較淺，而且容易一夜不連續睡眠，而此研究也發現，睡前
吃東西，會造成入睡時間延長及容易夜裡醒來。

　　甚至，加州大學洛杉磯分校的研究顯示，太靠近睡覺時間
吃東西，會影響腦部處理記憶的區塊。另一個研究則發現靠近
睡覺3小時吃東西，會提高罹患胃食道逆流的風險，而研究指
出胃食道逆流會嚴重影響睡眠。**專家建議最好別太靠近睡覺時
間進食，如果睡前肚子餓，別吃高脂肪及低纖維糖分的食物。**

HEALTH

第 **7** 章
被忽略的
健康隱形殺手

我們的許多健康問題都來自吃太多加工食品，
而這些含大量化學物質、精緻碳水化合物及實
驗室研發的脂肪。
——亞力山卓·楊格（知名的醫學博士）

你可能沒聽過的健康陷阱

　　現今醫療發達，早年傳染病及衛生條件不良所引起的疾病，目前已不再威脅先進國家國民的健康。目前一般人熟悉的健康殺手是：糖尿病、高血壓、中風、腎臟病、癌症等慢性病；但，有一項多種疾病聚集而成的危險因子，尚未被一般大眾認識及重視，這項危險症狀不僅會加速身體老化，同時提高台灣 10 大死因排行榜上的重大疾病，如：心臟病、中風、糖尿病、腎臟病、癌症等的發生機率，還有失智症發生率也會提高，醫界給予的名稱是「**代謝症候群**」，它雖然不能稱為一種疾病，卻會對身體健康帶來不少危害。

　　判定一個人是否有代謝症候群，計有 5 項指標，包含：**腰圍過粗、血中三酸甘油酯（TG）高、血中高密度脂蛋白膽固醇（HDL-C）不足、血壓高、空腹血糖高**。其中的腹部肥胖可以從外觀看得出來，其他 4 項如果沒有透過檢查並無法察覺，所以被稱為「健康隱形殺手」，只要出現 3 項便符合代謝症候群的患者。

　　台灣的代謝症候群比以前嚴重許多，根據國民健康署統計資料顯示，台灣民眾 20 歲以上成年人的盛行率 19.7％，接近 20％，約 5 個人就有一人是代謝症候群。此外，台灣 10 大死因

之中，發現與代謝症候群有關的腦血管疾病、心臟病、糖尿病、高血壓疾病、腎臟病等死因，其占所有死亡原因高達 31.1％，已超越癌症 29％；而乳癌、大腸癌也證實與肥胖有關。

脂肪堆在腹部代誌大條

步入中年後，不少人感到很納悶，體重一直沒變，衣櫃裡的舊衣卻穿不下，意味體脂肪大幅增加。很多人都會使用 BMI（身體質量指數，Body Mass Index，簡稱 BMI）衡量個人體重是否標準，但仍有盲點，因為即使 BMI 沒有過重（overweight），但實際上你仍可能過肥（overfat）。

根據最新的研究評估：美國有 90％男性過肥，遠超過 BMI 測量的肥胖及重度肥胖指數。另外，脂肪堆積的部位對於健康影響也有不同程度，脂肪堆積在臀部稱為「梨子型肥胖」，雖然不美觀，對健康影響比較沒有關係；如果脂肪堆積在腹部稱為「蘋果型肥胖」，那就代誌大條了。

從國際多項研究顯示，單一腹部脂肪過多，無論是否有代謝症候群，或其他健康指標是否正常，健康都值得堪慮。因此，2009 年有一個多種醫學組成的專業醫學協會取得一致共識，認為腹部脂肪過多是代謝症候群的主要指標。

2005 年梅約醫學中心（Mayo Clinic）公佈一項追蹤 1 萬 5

千名成年人，長達 14 年的調查報告，發現體重正常者，只要腹部脂肪堆積過多，不管 BMI 值為何，早死風險機率會提高，而且男性的風險比女性為高；原本體重正常的男性，研究追蹤期間，如果腹部脂肪過多，各種早死因素機率會增加 87％。至於女性也相同，即使體重及 BMI 正常，腹部脂肪堆積過多，早死機率會提高 50％。有一項驚人的發現，即便 BMI 值過高，如果脂肪均勻分佈全身，早死風險會低於 BMI 正常而腹部脂肪的堆積的人。

瓦解多餘脂肪，壽命就會延長？

從脂肪儲存部位區分，有**皮下脂肪**及**內臟脂肪**兩種，皮下脂肪是儲存皮下的脂肪組織，對身體健康沒有多大的妨礙；但內臟脂肪可不同，有諸多研究報告指出，脂肪堆積腹部顯示內臟脂肪積累過多，會嚴重影響身體健康。

美國研究脂肪的權威詹姆士·科克蘭（James Kirkland）醫師，同時也是梅約醫學中心知名醫師表示，內臟脂肪是一組龐大的內分泌腺，會分泌激素蛋白質物質，促使身體老化，其中包括細胞激素蛋白質會引起慢性發炎，這是造成心臟病及其他慢性病的危險因子，也是血管緊張素（angiotensin）的前驅物質，會引起血管收縮及血壓升高。哈佛大學研究人員發現內臟脂肪

會分泌大量視黃醇結合蛋白 -4（retinol-binding protein-4, RBP 4），這是會提高胰島素阻抗的一種物質。

2008 年美國紐約愛因斯坦醫學院老化研究中心主任尼爾‧巴茲萊（Nir Barzilai）及團隊同仁提出一項驚人研究，他們將嚴重肥胖老鼠分成 2 組，一組老鼠的腹部脂肪被取出來，一組老鼠留存著，結果發現腹部脂肪被取出來的這組老鼠壽命比腹部脂肪留存的老鼠延長 20％。巴茲萊表示，腹部脂肪是重度肥胖老鼠的慢性殺手，心臟病、癌症都與之相關。

「雙重標準」才是安全的

個人健康風險是看 BMI 或腰圍大小呢？兩者都要看。根據台灣 2012 年的一項研究發現，即使沒有代謝症候群的危險因子，只要 BMI 高於正常體重標準，發生代謝症候群及高血壓的風險就會提高，BMI 超過 25，代表體重過重，糖尿病、高血壓的發生率風險相對升高。

BMI 每提高 1 點，從 25 上升到 26，高血壓風險提高 18％，代謝症候群風險提高 26％。BMI 提高 2 點，從 25 上升到 27，高血壓風險提高 36％，代謝症候群風險提高 12％。研究結論顯示，與體重正常或體重過重的人相比，重度肥胖罹患高血壓、第二型糖尿病及代謝症候群的比例相對高出許多。

不過，BMI 有一個無法將脂肪量列入計算的缺失，該項研究發現，BMI 雖然落在正常範圍之內，但腰腹脂肪太多，顯示內臟脂肪極有可能過多，疾病風險相對拉高，目前已經有儀器可以測量內臟脂肪的比率，不過最省事、便利的方法就是直接量腰部尺寸。

專題　　腰圍過粗是健康的大危害

・心臟及心血管疾病

　　針對歐洲 45 至 79 歲女性的一項大規模研究發現，腹部最粗及腹部比臀部大的參與研究者，她們發生心臟病機率會高於其他人的 2 倍，如果排除其他引起心臟病的危險因子，包含：血壓、膽固醇、BMI 值、有無抽菸等，致病風險仍然接近 1 倍。

・多種癌症

　　依照世界衛生組織刊登在英國某份癌症雜誌的內容顯示，腹部大小可以預測會不會發生某一種癌症的機率，不妨動手測量一下自己腹部（腰圍）的大小吧！腰圍大於標準值 8 公分，大腸癌風險提高 15％、腰圍大於標準值 11 公分，會提高 13 種致癌風險，其中的大腸癌、腎臟癌、乳癌風險會提高 13％。

· 氣喘病

　　哈佛大學及美國國立衛生研究院攜手針對美國加利福尼亞州女性教師，進行大規模的腹部脂肪對健康風險研究，發現即使體重正常，腰圍超過 89 公分的老師發生氣喘的機率，會比腰圍較小的老師提高 37％；風險最高的情況是腰圍大又超重，或是腹部肥胖、重度肥胖，研究結論是腹部脂肪過多與其他任何部位脂肪堆積比較，氣喘風險相對增高，原因是腹部脂肪會引起全身慢性發炎反應，即使呼吸道也會出現發炎現象。

· 老人失智症

　　美國腦神經學院刊物的研究指出，步入中年的成年人，腹部有多餘的脂肪，到了 7、80 歲以後，得到老人失智症的機率比沒有腹部脂肪的人高出 3 倍，原因是腹部脂肪會分泌與 β 類澱粉蛋白質有關的有毒物質，進而累積沉澱腦部形成的結果。

代謝症候群常是糖尿病的前兆

　　台灣 10 大死因中，糖尿病排名第 5。約翰・霍普金斯醫學中心（John Hopkins Medicine）表示，有代謝症候群會大幅度提升罹患糖尿病的風險。世界衛生組織宣稱糖尿病是全球流行病疫情，統計指出，糖尿病人數已從 1980 年的 1.08 億增加到 2014 年的 4.22 億，醫療專家評估目前台灣糖尿病人數約 200 萬，約占全國成人總人數的 10％，比起歐洲國家的 6.2％，全球的 8.5％為高。

　　令不少人感到驚訝的是，西方國家體重過重及重度肥胖的人口比例比台灣高出許多，為什麼糖尿病發生率會比台灣小？研究顯示，非體重過重或非肥胖的亞洲人罹患糖尿病風險比西方人為高的原因，可能於與基因有關。

　　而且糖尿病是導致失明、腎衰竭、心肌梗塞、中風及下肢截肢的危險因子。此外，美英兩國不同的評估皆證實，50 歲以上的糖尿病患者壽命會比正常人減少 10 至 15 年，如果又有高血壓、高膽固醇或吸菸習慣，有可能隨時都在跟死神拔河。

第二型糖尿病才是恐怖殺手

　　糖尿病有分第一型及第二型兩種類型，第一型糖尿病在出

生時或出生不久，身體就無法正常分泌胰島素，終身都需每天
施打胰島素。第二型糖尿病被稱為成年人糖尿病，致使無法控
制血糖，必須施打胰島素。

保 健 筆 記

BMI 值如何算？

　　過去台灣醫療單位有一個統一量腰圍的標準，男性腰圍
小於 90 公分、女性小於 80 公分，不過個人身高差異太大，
用一個尺寸決定所有男女性的腰圍標準，似乎不盡合理。目
前國際間準確的作法是身高除以 2，例如：身高 175 公分，
腰圍不能大於 87.5 公分，量腰圍的時候，要繞著肚子，而
且要對齊肚臍，自然呼吸，不能吸氣或故意縮小腹部。

　　要用 BMI 計算個人的體重是否過重，可以點按亞東醫
院營養科有網址可以核算個人的 BMI。輸入個人的身高及體
重：

http：//depart.femh.org.tw/dietary/3OPD/BMI.htm

按下計算鍵即可計算正確數值，判定意義如下：

體重過輕：BMI ＜ 18.5：

正常範圍：18.5 ≦ BMI ＜ 24

過重：24 ≦ BMI ＜ 27

輕度肥胖：27 ≦ BMI ＜ 30

中度肥胖：30 ≦ BMI ＜ 35

重度肥胖：BMI ≧ 35

　　有人認為第一型糖尿病從小開始，嚴重程度會比第二型來得高，其實不然，因為早期發現，反而可以及早調控，第二型糖尿病往往會因初、中期症狀不明顯，且不易診斷，等到發現時，可能已經併發其他健康問題，而且多半是與慢性發炎相關的疾病。

　　依照世界衛生組織評估，有第二型糖尿病的成人發生心肌梗塞、中風的機率，會比沒有糖尿病的人多出 2 至 3 倍，此外死於第二型糖尿病的人比第一型多 10 倍，每年全球死亡人數超過 300 萬。

胰島素阻抗知多少

　　大家都認為糖尿病是一種高血糖引起的疾病，這樣說只對一半，有另外一種較不為人知的病變，且與高血糖息息相關，就是糖尿病未形成前，血液中的高胰島素。而且高胰島素危害健康的程度不亞於高血糖。

　　胰島素是一種荷爾蒙，當我們吃完東西以後，胰臟會分泌胰島素，讓葡萄糖進入細胞之中，轉成身體能量。我們可以將胰島素比喻為一把鑰匙，可以打開細胞之門，讓葡萄糖順利進入，一旦細胞無法聽從指令，打開門允許葡萄糖進入細胞，胰臟會被迫分泌更多的胰島素，此時血液中的葡萄糖、胰島素都

會升高，這種狀態稱為「胰島素阻抗」。

　　會出現胰島素阻抗有許多潛在原因，其中最重要的是血液中脂肪含量增加，多項研究顯示，血液裡面的高量游離脂肪酸會導致細胞，無法對胰島素做出正確反應，進而變成惡性循環，如果細胞對胰島素不敏感，血液中多出來的糖分不但無法被燃燒成能量供身體利用，反而會轉化成脂肪累積體內，這就是為什麼三酸甘油脂會成為判定血脂指標的原因之一，也是成為代謝症候群五個指標中之一的因素。

高胰島素會摧殘青春

　　胰島素阻抗是引起衰老的原因之一。如果你有胰島素阻抗，胰臟每天都會分泌過多的胰島素，終於有一天疲憊過度而無法分泌胰島素；遺憾的是，在這段異常分泌期間，你不僅遭受血糖升高之苦，也深受胰島素過高困擾。研究顯示，血液中胰島素過高是促使老化的重要因素，會增加高血壓、肥胖、慢性發炎、血管硬化、阿茲海默症的發生率，甚至危害腎臟、眼睛、神經及血管健康。

　　美國營養醫學權威雷・施安德（Ray Strand）醫師曾經說，形成糖尿病以前，高血糖、高胰島素的情況可能已經拖延 15 至 20 年，到了這個階段再行處置，為時已晚。他表示，有胰島素

阻抗症狀，老化速度比正常人快 33％，如果減少血液中的胰島素，就會提高抗老效果。

● 科學見證 ●

　　10 多年前，美國國家衛生研究院贊助的一項果蠅研究，利用果蠅做研究是因為果蠅基因結構與人類極度相似，研究主持人布朗大學生物學教授馬克 · 泰達（Marc Tatar）表示，胰島素會直接調控組織老化，要是維持血液中低胰島素濃度，致使細胞強壯，因而可以降低發炎及老化相關疾病，如：癌症、癡呆及中風。

　　越來越多的證據，包括泰達的研究在內都顯示，長壽與血液中的低胰島素濃度有著顯著的關係。近年來研究人員也發現，控制小老鼠或其他動物的熱量攝取，有助減少胰島素分泌，也會提高壽命。

資料來源：自然期刊，2004 年

如何遠離代謝症候群

前文提到代謝症候群是集合多種異常的健康指標而成的相關危險因子，會提高罹患心臟病、糖尿病、癌症等一系列慢性疾病的發生風險，預防代謝症候群已成為大家必須正視的健康議題。據估算，**50 歲以上的成年人，約近 50% 是代謝症候群高危險族群**，因此預防、治療及逆轉已迫在眉睫，不容小覷。

前文提到代謝症候群有 5 個判定指標，為了預防或逆轉代謝症候群，我們必須從**如何降低血壓、縮小腰圍、降低三酸甘油脂、降低血糖、增加高密度膽固醇** 5 大指標做起，但對很多人來說，光是縮小腰圍已是艱苦難熬，難道要採取個別應對的措施，才能夠有效控制代謝症候群呢？

幸好，不需要這麼辛苦，醫界已提出有效應對方法，雖然胰島素阻抗並非代謝症候群 5 個指標之一，但是梅約醫學中心認為代謝症候群的形成和胰島素阻抗有關，只需改善胰島素阻抗，便有助於減輕體重、降低血糖及血液中的游離脂肪酸。

2017 年英屬哥倫比亞大學一項小鼠研究發現，血液中的胰島素降低後，小鼠的空腹血糖會跟著降低，就是因為胰島素敏感性有改善。而且，無論是哪一種飲食，只要有助降低血液中的胰島素，小鼠就會提高壽命，以下是 10 大逆轉或避免胰島素阻抗作法，供讀者參考。

病從口入是主因

　　血液中游離脂肪酸過高是形成胰島素阻抗的主要原因，多項研究顯示過高的血液中游離脂肪酸會使細胞，例如肌肉細胞，中斷對胰島素正常反應，而形成一個惡性循環，細胞無法吸收葡萄糖燃燒為能量，更多會轉換成游離脂肪酸，但不只攝取脂肪過量的食物會產生超標游離脂肪酸，吃了超量的精製食物（如：精製澱粉、精製糖、含糖食物等），也會造成血液中游離脂肪酸過高。

　　原因是精製澱粉及糖分會快速轉化成血液中的葡萄糖供身體肌肉利用，當肌肉充滿糖分無法吸收更多時，多餘葡萄糖經肝臟代謝後，會以脂肪型式儲存在脂肪細胞之中，少數會進入器官之中或流入血液中，導致血液中出現較高的三酸甘油脂、血糖及胰島素。

　　多項研究顯示，增加蔬菜、水果、全穀類、豆類、堅果類的攝取量，能預防代謝症候群的罹患率。10 多年前，美國加洲大學洛杉磯分校進行一項研究發現，患有糖尿病及代謝症候群的中、老年男士全素飲食 3 週，加上適度運動，3 周後高達 50％的患者完全逆轉，研究人員認為結果顯示全素飲食及規律運動的做法不再是預防而已，甚至有治療效果。

　　參與研究的患者，3 週都吃全天然非精緻的植物性食物，不

過有人質疑水果糖分太高，甚至建議糖尿病患者多吃果糖較低的水果，例如：番石榴，其實不然。2014 年，俄克拉荷馬州立大學及北卡羅來納州立大學共同發表一項研究，對象是肥胖者，均有高血糖問題，研究為期 12 週，每天攝食固定數量的芒果，結果顯示，在體重沒有改變之下，每個人的高血糖都獲得改善，研究人員認為，水果中所含的膳食纖維，會阻止糖分快速進入血液，部分植物化學物質也有改善糖類代謝作用，水果與含精緻糖分與甜點、糖果完全不同。

正確的飲食能對抗代謝症候群

代謝症候群及肥胖無疑是危害人類健康及短命的重大因素，減重已成為全球必須正視的健康課題，不過減重方法滿天飛，有的效果欠佳，有些根本危害健康，必須謹慎以對，避免陷入減重迷思之中。

目前研究顯示，卡路里限制飲食（Calorie Restriction）不只有減重效果，從動物實驗角度，有助延緩老化及延長壽命之效。作法是每天減少 25% 到 30% 卡路里，如果你一天需要 2200 卡路里，需減至 1600 大卡左右。

自 1989 年開始，美國國家衛生研究院老化研究所（National Institute on Aging, NIA）進行一項長達 25 年，恆河猴卡路里限

制飲食的實驗研究，將 7 到 14 歲的猴子分成 2 組，其中有 45 隻猴子是飲食正常的，另外 76 隻是減少 3 成卡路里攝取量。結果顯示，沒有減少卡路里攝取量的致病率，比熱量減少的猴子高出 2.9 倍，死亡率高出 3 倍。類似實驗用小鼠結果也一樣，限制卡路里攝取量壽命高出 30 至 40％。

動物可以這樣抗老，人類可以嗎？

　　2006 年美國紐約知名愛因斯坦醫學院抗老研究中心（Institute for Aging Research, Einstein College of Medicine），花費 2 年時間進行一項研究，參加者是身體健康的人，每天飲食營養均衡、6 大營養素完整搭配，但是熱量減少 25％，追蹤 2 年後發現，慢性發炎指數明顯下降，但是原先擔心熱量不足可能引起的免疫力下降並未發生。

　　該項研究主持人表示，少食是目前改善老化、維持健康及擁有生活品質的最有效方法。2007 年一項針對肥胖者氣喘的研究，將卡路里總量分成兩日不同的攝取量，第一日的卡路里比正常攝取卡路里減少 80％，第二日的卡路里恢復正常，結果出現兩個結果，**第一個結果是，因為減少卡路里攝取，大家的體重都減輕了，第二個結果頗令人驚訝，所有人的氣喘全部痊癒。**

　　根據報導指出，目前全球約有 10 萬人正在使用卡路里限制

飲食，而且成立「卡路里減少飲食法協會」，只因成立時間很短，尚無法證實可以延長多少壽命，但從目前研究結果發現，促進新陳代謝的效果良好。

無法忍受挨餓，另有方法

目前證實，定期減少熱量具有延緩老化效果，但饑餓感卻是惱人的困擾，該怎麼解決？動物實驗研究發現，如果拉長不進食時間，延長空腹時間的「間歇性節食（intermittent fasting）」一樣具有效果。

2014 年的一項老鼠實驗，將老鼠分為 2 組，一組每天正常飲食，一組是一天內進食時間控制在 6 至 8 小時之內完成，其餘時間是空腹，2 組的食物、熱量一模一樣，比方說，傍晚 5 點進食，下一餐要到隔日的早上 9 點才能進食，空腹時間長達 16 個小時。最後結果顯示、牠們的體重減輕 12％，發炎指數下降、低密度膽固醇也下降。

我們老祖宗遺傳下來的基因，是為了三餐不濟而演化，人類祖先農作發現前，有一餐沒一餐過日子是生活常態，他們獵捕動物，狼吞虎嚥後，接著會有一段長時間沒有食物。

目前人類一天進食 3、4 次，是近 200 年來文明社會留下的產物，與幾十萬年前的基因演化不同，因此種下讓我們身體快

速老化的惡果，包括：體內發炎指數提高、胰島素阻抗的發生、體內氧化的形成等，藉由減少攝食量的作法，可以有效維護身體細胞的新陳代謝，延緩老化。

齋戒月的間歇性節食

事實上，間歇性飲食有控制代謝症候群的最有說服力的證據結果，並不是來自科學，而是宗教。伊斯蘭教強調穆斯林有 5 大支柱（為救贖而規定的重要戒律）的遵奉，其中一個就是健康。成年的穆斯林必須在齋戒月期間，從黎明到日落的時段必須戒食、滴水不進及戒菸，因季節、地區分佈的不同，禁食時間可從 11 小時至 22 個小時不等。

2012 年一篇匯集 35 項研究的評估報告，其中一項是針對齋戒月期間穆斯林體重變化的分析，結果不意外，人們體重減輕幅度不小。2013 年土耳其也有一篇匯集 30 項的研究，其中有 1 項是針對健康年輕男、女性信徒在齋戒月之後的體重減輕以外，其他測量生物指標的 27 項指數是否有益身體健康的維護？分析發現，男性的體重明顯下降，總膽固醇、低密度膽固醇、血糖、三酸甘油脂的指數比齋月之前減少，女性的高密度膽固醇指數比齋月前提高，其他相關研究也發現齋戒月之後的發炎指標，例如：C 反應蛋白（C-Reactive Protein,CRP）會跟著下降。

吃得跟平常一樣多，也可以健康抗老？

　　間歇性節食的效果不在少吃，因為飲食總量的卡路里並沒有減少。西班牙一間安養院針對院內各 120 名的老人進行一項觀察研究，其中的一半每天攝取正常食物，沒有限制卡路里及用餐次數，另外 60 人卡路里總量分成 2 日不同的量，第 1 日的卡路里比正常攝取卡路里減少 50%，第 2 日的卡路里會增加50%。

　　如果一位老人每日熱量是 1800 卡路里，第 1 日卡路里減半900 大卡，第 2 日的卡路里會增加到 2700。換言之，總卡路里並沒有減少，只是每兩天有一天消化系統的負擔變得比較少。經過 7 年後，研究顯示兩組的差別非常明顯，把卡路里總量分成 2 日不同量的人，雖然總攝取熱量沒有減少，不過死亡率比正常飲食的人減少一半，因生病住院的人數也減少一半。

　　為什麼會出現這種效果？主要是讓自己消化系統每隔一天得到一些休息，不要過於勞累，這是間歇性節食主要功能之一，另外在休息過程中，胰島素分泌會減少，胰島素阻抗也會跟著降低。

飲食細嚼慢嚥有益瘦身

　　你知道嗎？細嚼慢嚥飲食習慣有助預防消化不良，甚至避

免體重增加，2017 年末日本廣島大學心臟科醫師山形隆行發表一項研究，發現細嚼慢嚥是避免代謝症候群的關鍵性生活習慣，研究團隊一共觀察平均年齡 51.2 歲的 642 男性及 441 女性，計1083 人數。

2008 年觀察當時，參與者並沒有代謝症候群徵候，研究團隊依照參與者平常吃飯速度分成速度緩慢、正常速度及速度很快三個組別。經 5 年的追蹤，發現速度很快的參與者，有11.6％的人有代謝症候群；正常速度參與者，則有 6.5％有代謝症候群；緩慢參與者，只有 2.3％有代謝症候群，該研究同時發現進食速度很快的人，體重、血糖相對偏高，腰圍也偏粗。該項研究與之前所做的研究顯著相關，表示吃飯細嚼慢嚥，體重偏高及嚴重肥胖的機率相對溫和。

為什麼吃飯速度緩慢的人，比較不容易發胖或發生代謝症候群？已被證實的說法是：如果吃太快，身體沒有辦法反應飽足感，但是放慢吃飯的速度，腦部會釋放吃飽的訊號，所以停止進食，降低攝食量。

運動也是處方之一

研究顯示有氧運動或長期規律運動，可以預防及改善胰島素阻抗。2005 年加拿大謝布克大學發表一項研究，發現運動改

善胰島素阻抗的立即效果非常明顯，只需 3 至 5 天，一次做 25 至 60 分鐘就可以看得見效果。

有趣的是，運動會改善胰島素阻抗，同樣地，減少運動量則會有相反的效果。有一項研究顯示，原先有運動習慣的人，自願銳減運動量，在短短 2 週的時間參與者都開始出現一些胰島素阻抗的現象。另外，有一項長達 20 年的跨國研究，追蹤 7500 名中年男女，瞭解他們運動習慣對身體健康的影響，發現做肌力練習，不但肌肉變較發達，也會減少胰島素阻抗。

為什麼肌力訓練可以預防及改善代謝症候群？因為肌肉變大，肌肉細胞也增多，有更多的細胞可以接受血液中的葡萄糖，降低胰島素阻抗。另外，最新的研究顯示，肌力訓練也會加強調節血糖代謝。當然，不見得非作肌力訓練不可，其他運動也會有助於調節糖分的代謝。

◉ 科學見證 ◉

在 1987 年至 2006 年期間進行的研究發現，有從事肌力訓練的人與從來沒有運動習慣的人相比，會降低 17 到 29％發生代謝症候群的比例。換言之，每週只需進行一次或兩次的少量肌力訓練，無論是分散在一週之內完成，或集中在週末進行，都有預防效果。其中一位研究人員分析，一週進行 2 到 3 次，每次 30 分鐘的效果最好，同時建議醫療機構可以做為預防代謝症候群的標準做法之一，持續進行公民衛教。

資料來源：梅約醫學中心學報，2017 年

少睡一晚真的沒事嗎？

前文已有說明適當睡眠在整體健康和抗老中占有舉足輕重作用，對於代謝症候群及胰島素阻抗的預防效果，也是關鍵因素。不少研究指出，因睡眠不足會導致新陳代謝出現嚴重障礙，即使短時間的睡眠不足，對健康的傷害已非常明顯。

2010 年荷蘭一項研究發現，一個完全健康的人只要一個晚上的睡眠不足，就會造成身體很多個代謝功能，出現胰島素阻抗現象。2008 年美國匹茲堡大學醫學院進行一項相關研究，計有 1200 名 30 到 54 歲的研究對象，發現平均每晚睡眠不足 7 到 8 小時的人，出現代謝症候群的機率增加 45％，研究結論證實睡眠長短是出現代謝症候群重要相關因素。從證據顯示，目前一般人很習慣夜間睡前上網 1、2 個小時，如果改變成提早上'床，多獲得 1、2 個小時的睡眠。對預防胰島素阻抗、代謝症候群，甚至糖尿病，能扮演一個重要的角色。

「放輕鬆」能降低傷害

眾所周知，壓力會形成諸多健康問題，但是與代謝症候群有關嗎？從多項研究的結果來看，答案應該是肯定的。而壓力為何會引發代謝症候群？可以從幾個原因來判斷，其中一個就是壓力會影響內分泌及引起慢性發炎，因此體重、血糖及三酸

甘油脂都會升高。

　　會影響健康的生活習慣不只壓力，其他包括；飲食、運動……等，這些也可以跟內分泌異常及慢性發炎有關，如何判斷是壓力作祟呢？畢竟，平常有過度壓力的人，其他生活習慣或多或少，也會出現一些異常。

　　用小白鼠做實驗會發現，餵食同樣高脂肪及高糖分不健康的食物，把部分的小白鼠引起壓力反應，結果有壓力的小白鼠腹部的脂肪會囤積較多。人會不會有同樣的結果呢？在加州大學舊金山分校做的研究，兩批女士，其中一批因為長期照顧罹患老人癡呆症的配偶或親屬，而備受壓力。另外一批則沒這種壓力，雖然兩批女士大致上的飲食都屬不健康，就是高脂肪及高糖分，但是結果與動物實驗結果是一致的，有壓力的人腹部的脂肪量多，胰島素阻抗的情形更為嚴重。由此可見，壓力對代謝症候群有獨立影響，無論其他的生活習慣如何。

　　其他研究亦有相同的結果，2006 年倫敦大學學院發表一項研究結論，計有 10,308 名 35 歲至 55 歲的男性和女性參與，他們在英國 20 個公務員部門任職，總共追蹤 14 年。這群參與研究的人員發現，14 年工作期間，壓力與代謝症候群之間存有直接關聯性，且已排除其他相關因子。有長期工作壓力的人與較沒有工作壓力的人相比，可能出現代謝症候群的機率多出 1 倍。

保 健 筆 記

遠離代謝症候群危害 10 大法則

（1）瞭解自己代謝症候群重要指標，包括：血壓、腰圍、
　　　三酸甘油脂、血糖及高密度膽固醇。
（2）盡量避免攝取精緻澱粉食物及和精製糖分的食物。
（3）別攝取過多的熱量甚至減少每天攝取的總熱量。
（4）縮短每天進食的時間，晚餐早點吃亦不吃宵夜，讓自
　　　己空腹時間盡量拉到 12 小時以上。
（5）盡量不要餐與餐之間進食或吃零嘴，以免不斷刺激胰
　　　島素升高。
（6）每週選 1 或 2 天只吃 2 餐讓自己消化系統得到休息。
（7）吃東西時養成細嚼慢嚥的習慣以避免吃量過多。
（8）選擇適合您的運動方式每週 3 次，每次 30 分鐘左右，
　　　能做點肌力訓練效果更好。
（9）早點上床睡覺避免熬夜確保足夠的睡眠。
（10）控制壓力及情緒過度反應。

HEALTH

第 8 章

先進國家
健康之悲哀

如果當今醫學能夠多重視預防醫學，
而不只純粹治療已有的疾病，
醫療會邁進一大步。
——匿名

令人意外的殺手

「他還算年輕，而且看起來好健康，怎麼會這樣就走呢？」或許你曾經聽過有人這麼說某個親戚或朋友，似乎一生中沒生過一天病，正逢壯年，就突然心肌梗塞，遺憾地提前離開人間。

如果我們要把疾病比喻氣候現象，有些疾病像颱風，如：糖尿病，雖然破壞力大，但可以從老遠的地方看它帶著水氣滿滿的過來，而心血管疾病就像瞬間撲上來的海嘯，或毫無預警的地震，一下子把人給震垮了，有時候再也不起。

確實，心血管疾病是全球人類健康的頭號殺手，根據世界衛生組織統計，每年都造成全球約 1800 萬人的死亡，占全球人口死亡率的 1/3。台灣 10 大死因排名第 1 的是癌症，而心臟疾病緊跟在後，名列第 2 名；根據衛生福利部資料統計，在台灣，平均每 25 分鐘就有一人死於心血管疾病。

你的血壓高嗎？

在台灣，心臟疾病及高血壓以不同的疾病，分列於 10 大死因的排行榜上，雖然如此，高血壓與心臟疾病有密不可分的關係，高血壓是引起心血管疾病的重大危險因子，同時也會提高腎臟病、中風的發生率。據衛福部的統計資料，20 歲以上的台

灣人高血壓盛行率超過 25％。

　　世界衛生組織評估，全球約有 10 億人口患有高血壓；另外，全球疾病負擔統計（Global Disease Burden）指出，高血壓也是全球造成提早死亡第一危險因子，每年死於與高血壓相關疾病的人數超過 1 千萬人。若從抗老角度探討，血壓控制在正常值範圍，不僅可以保護血管功效，也有維護腦部正常功能及降低糖尿病風險。牛津大學研究發現血壓高，罹患糖尿病風險也會跟著提高 60％以上。

● 科學見證 ●

　　研究顯示，似乎在任何年齡，血壓高都會加速腦部老化，如果一個 40 歲的人血壓平時高達收縮壓 140mmHg，或舒張壓超過 90mmHg，就是臨床上認定為高血壓，透過從腦部功能及結構來看，會比血壓正常者老了 7.2 歲。

　　另外，這項來自加州大學戴維斯分校的阿茲海默症疾病中心的研究，更驚人的發現，即使血壓略高正常值一點，也找得到腦部受損痕跡。研究指出，在阿茲海默症出現的 10 年前，已經可以偵測到腦部的損傷痕跡結構，而高血壓對阿茲海默症風險，高過基因遺傳。

資料來源：《刺胳針神經醫學期刊》，2012 年

高血壓代表你老了？

　　台灣高血壓人口持續攀升，20 歲以上罹患高血壓盛行率為 25%，到了 65 歲的高血壓盛行率提高至總人口的 2/3，與其他已開發國家相同。從高血壓普及率的角度分析，尤其是老年人口來看，或許會判斷這是正常老化現象，但從研究資料及觀察一些似乎沒有心血管疾病族群的角度探討，可以瞭解到高血壓絕對不是一種自然老化現象。

　　100 年前的肯亞，是英國殖民地，一名英國醫師多恩森（C.P. Donnison）被英國政府派駐至當地服務 2 年，曾經檢查過 1800 位當地居民，年齡從 15 歲至 80 歲，他將病例進行調查研究分析，並於 1929 年發表於《刺胳針》醫學期刊。

　　發現在 2 年的診治期間，沒有一個人患有高血壓、心血管硬化或腎臟病。另外，有一個特別狀況必須提出來，當地居民在 35 歲以前，血壓與一般歐美人士相近，平均血壓值 120/80mmHg；但是到了 35 歲以後就出現明顯的差異，歐美人士的血壓會逐漸往上升，而肯亞居民的血壓卻逐漸往下降，60 歲以上平均血壓值 106/67mmHg，比起同年歐美人士的 140/90mmHg，低得多。

　　《刺胳針》編輯群對於多恩森醫師的 2 年病例調查研究分析，做了具體結論：「**高血壓、動脈粥樣硬化是文明病。**」雖

然這發表在快百年前，但與近年來研究的結論雷同，「**高血壓就是飲食及生活惹得禍**」。

沒有高血壓的部落

　　健康血壓到底應該是多少？牛津大學曾經針對共計百萬人的 61 項研究進行統合分析，發現收縮壓低於 115mmHg，舒張壓低於 75mmHg，較為標準；一旦超過，就會發現人體的血管及器官開始出現病變；收縮壓每增加 20mmHg、舒張壓每增加 10mmHg，死亡率就會增加 1 倍。

　　目前多數國家制訂的正常血壓值是：130/80mmHg 或 140/90mmHg，與研究發現的健康的血壓高出不少，恐怕不是單純醫學的考量吧。2017 年年末，美國心臟學會更新高血壓定義標準，將原先 140/90mmHg 即為高血壓數值下修至 130/80mmHg，結果抱怨連連，較為寬鬆的 140/90mmHg，很多人已經很難達到，而更為嚴苛的下修數值，會使 50%的美國人都變成高血壓患者，而諷刺的是新數值也未達最健康的標準。

　　被專家認為全球心臟及心血管最健康族群，是位在玻利維亞亞馬遜地區提斯曼（Tsimané）的原住民部落。美國加州大學聖巴巴拉分校花了 9 年的時間，拜訪 80 幾個村落，研究對象為年齡介於 20 幾歲到 90 幾歲之間的居民，人數多達數千名。研

究發現，村落的居民幾乎沒有人有心血管疾病，80 幾歲老人的心臟健康勝過西方國家的年輕人；至於血壓，男性平均血壓值 113/70mmHg，女性平均血壓值 108/66mmHg。

● 科學見證 ●

　　有一項研究顯示，只需將血壓正常值降低一點點，就會對健康產生不少好處。該項研究對象為心血管疾病患者，人數約 2 千多人。原先的血壓值在標準值邊緣 129/78mmHg，研究時降低為 124/76mmHg，雖然數值降得很小，卻讓心肌梗塞，死亡及住院的發生率有相當程度的減少。同時，利用血管超音波做檢測發現，血管粥樣硬化形成的斑塊也減低不少。

資料來源：克里夫蘭醫學院，2004 年

不怕飽和脂肪？多塗點奶油吧！

　　為了評估心血管疾病的風險，主流醫學一直會考慮幾個重要風險因子，其中包括血壓及膽固醇，也建議減少飽和脂肪酸的攝取，來降低膽固醇，不過這些建議最近受到質疑。2014 年 6 月，知名的《時代雜誌》封面報導，刊載一張奶油照片，斗大的一行標題是「**Eat Butter（吃奶油）**」，副標題寫的是：「科學家曾經告訴我們，膳食脂肪是敵人，但他們錯了，為什麼？」

　　該篇報導引用一篇新研究〈奶油回來了嗎？〉內容清楚說明，不必擔心吃進過多飽和脂肪酸，身體膽固醇過高不會是心

臟病的禍首。對愛美食的人來說，這可是從天上掉下來的好消息，除了碳水化合物類以外的食物，完全不用再忌口，因此開始大流行所謂「原始人飲食法」，可以大快朵頤地吃進動物性脂肪，以及動物性蛋白質食物。

　　該項研究與長期以來宣導的「飽和脂肪酸是心血管疾病的頭號公敵」論點，簡直是南轅北徹，難道「壞的膽固醇（低密度膽固醇）」都被污衊了嗎？創立住院醫師臨床實習制度的威廉・奧斯勒爵士（Sir William Osler），被喻為「現代醫學之父」，曾經說過：「**人的老化與否，端看血管的老化與否（You're only as old as your arteries.）**」。從這個醫學界權威的超過百年名言看，要如何維持年輕的血管的方法，恐怕不是吃奶油吧！

　　再者，雖然心血管疾病的風險因子不少，當今心臟科最權威的醫師，同時也是貝勒大學心臟及心血管疾病學中心主任的威廉・勞勃斯（William Roberts），毫不猶豫解釋：「**低密度膽固醇高就是動脈粥樣硬化的禍首，如果低密度膽固醇不高，其他危險因子是無法形成動脈粥樣硬化。**」勞勃斯醫師將其研究發表在《美國心臟病病學雜誌》（American Journal of Cardiovascular Disease），佐證其個人的看法，動脈粥樣硬化斑塊的成分是膽固醇，而人民低密度膽固醇較高的國家，動脈粥樣硬化發生率相對比較高；反之，即使有抽菸習慣，低密度膽固醇數值低的民眾，動脈粥樣硬化發生率也會少見。

● 科學見證 ●

　　從美國心臟學會的資料統計，發現全美 541 家醫院，超過
13 萬名心肌梗塞的患者，其中約 75％人的低密度膽固醇數值符
合正常值，而這個結果讓許多人覺得膽固醇不應該再列為心臟病
的風險因子，畢竟這麼多患者低密度膽固醇數值正常，還是會造
成心肌梗塞發作。

　　擔任該項統計研究的主持人是加州大學洛杉磯分校大衛格
芬醫學院教授格雷格・佛納羅（Gregg C. Fonarow），也是一名
醫師，他另有重大解讀：「這代表想要幫助最需要減少心臟疾病
風險的人，目前的建議數值恐怕是過高。」

資料來源：加州大學洛杉磯分校，2009 年

別聽到膽固醇就發抖

　　膽固醇數值多少才是正常？從以上的研究發現，75％心肌
梗塞的患者，低密度膽固醇都在正常值範圍以內，意味著這個
標準值不太正常；那麼到底標準正常值應該是多少，才不會有
潛在健康風險？

　　《美國心臟病學院學報》曾經發表研究分析，建議低密度
膽固醇最佳正常值為 50 到 70mg/dL，足足是一般先進國人民平
均值「小於 130mg/dL」的一半都不到，本分析指出，根據多項
研究顯示，超過建議的「最佳正常值」，就會開始出現動脈硬
化及心臟病；至於總膽固醇數值，也應低於 150 mg/dL。

　　有人認為所謂「最佳正常值」數值太低了，但是嬰兒、青

少年，以及原始傳統部落族群，以及野放哺乳動物的膽固醇，數值就是這麼低。如果膽固醇數值降到這樣建議的「超低值」，動脈粥樣硬化及心臟病風險是否就歸零？

從上述加州大學洛杉磯分校的研究結果（見第 217 頁〈科學見證〉）來看，幾乎是零風險，雖然還有其他危險因子，但是佛納羅醫師指出，從 13 萬名研究對象來看，低密度膽固醇及高密度膽固醇數值，達到「最佳正常值」而還有發生心肌梗塞發作，僅僅 2％不到，顯見膽固醇與心肌梗塞之間，具有重要關聯性。

膽固醇的好壞大不同

看跟健康相關報導，經常提到「壞膽固醇」及「好膽固醇」，常令人不解，能引起心血管疾病的膽固醇，是如何「好」法？

事實上，我們的身體需要膽固醇，細胞膜組織需要它，體內製造荷爾蒙也需要膽固醇，它還會協助身體產生維生素 D 作用，所以身體不能沒有膽固醇，只是數值必須控制在一個健康的範圍，不過有一種膽固醇，就是高密度膽固醇的數值倒是偏高一點反而對身體好。為什麼？

主因是高密度膽固醇作用類似清道夫，可以將血液中的膽固醇，包括所謂「壞的」低密度膽固醇，帶回肝臟代謝排出體外，

219 第 8 章 先進國家健康之悲哀

如果高密度膽固醇數值高，代表身體具有控管體內膽固醇總量的正常機制。雖然高密度膽固醇有利身體健康，但仍有幾項背書之處：

1. **高密度膽固醇無法完全抵消低密度膽固醇數值**。因為低密度膽固醇會增加心血管疾病風險，即使高密度膽固醇高一些，還是要留意低密度膽固醇數值不能過高。

2. 大家已經瞭解高密度膽固醇數值略高對身體健康有幫助，於是出現各種提升高密度膽固醇的作法，包括：服用藥物、補充維生素 B3 營養補充品等。不過，有 5 項臨床研究發現，這些方法完全無法降低心血管疾病的風險。

3. **高密度膽固醇不是「越多越好」**。雖然正常值被視為 40mg/dL 以上，不過無論男女，高密度膽固醇最好高於 60mg/dL，但並不是說可以高到無限制，仍有其限度。

● 科學見證 ●

　　有一項追蹤 10 萬名歐洲人的研究，發現有高密度膽固醇過極高的人，反而死亡風險會提高，比起高密度膽固醇正常的人，男性死亡率高出 106％，而女性高出 68％。該研究同時發現，高密度膽固醇數值很低的人，死亡機率也是偏高。風險最低的就是比一般建議的數值高，男性 73.5mg/dL，女性則是 93.94mg/dL。

資料來源：丹麥哥本哈根大學，2017 年

不可忽略的三酸甘油脂

　　除了血壓及膽固醇之外，還有另外一個對心臟健康及抗老的重大指標就是三酸甘油脂。三酸甘油脂是一種從膳食脂肪轉換而成的脂質，可以提供身體能量；而沒有被利用的三酸甘油脂會被送到脂肪細胞儲存，當脂肪儲存量超過一定數量時，肝臟必須協助進行儲存，因而會形成脂肪肝。過多的三酸甘油脂會堆積在血液中，與膽固醇一樣，也會造成血管硬化及動脈粥狀硬化問題。另外，三酸甘油脂過高，經常會跟有其他症狀出現在一起，包括：肥胖、高血糖、代謝症候群……等，而這些會提高心血管疾病及中風的風險。

● 科學見證 ●

　　專家曾經做過討論，若引起心血管疾病風險的血壓、膽固醇數值並沒有變高，三酸甘油脂卻過高，會不會提高心血管疾病的風險呢？

　　近期，以色列的一項研究發現，三酸甘油脂對於提早死亡風險是獨立存在的危險因子。該研究持續進行 22 年，一共追蹤 1 萬 5 千名冠狀動脈疾病患者，發現三酸甘油脂數值越高，生存率越低，無論其他相關指數多少，三酸甘油脂數值，即使屬所謂「正常數值」，介於 100 至 149mg/dL 之間，風險一樣提高。

資料來源：美國心臟協會期刊發表，2016 年

又是一個不正常的「正常值」

　　三酸甘油脂的來源及轉換，不只是膳食中的脂肪，還有攝取過多的熱量，尤其是容易變成血液中的糖分，包括：精製澱粉、精製糖類、酒類也是會轉換成三酸甘油脂。目前，多數醫學單位建議三酸甘油脂正常值低於 150mg/dL，但該數值的提出頗具爭議性；2009 年美國心臟學會建議三酸甘油脂正常值應為低於 100mg/d，當時是依據一份長達 43 頁的科學報告佐證而來，證實這是最具保護心臟及心血管的理想值。另外，美國最具權威的血脂專家派屈克‧麥布萊德（Patrick McBride）曾建議應該更低，三酸甘油脂濃度一超高 80mg/dL，就會開始形成動脈粥樣化斑塊。

　　但是在美國，許多醫師並不太理會美國心臟學會的建議值，這或許與 1/3 的美國人三酸甘油脂超過 150mg/dL 有關，因此低於 100mg/dL 的建議值，根本是達不到的天方夜譚。台灣的情況也大致相同，2016 年，高雄醫大學發表一篇針對台灣肝病的研究，由 10 多位醫師及教授聯合發表，他們發現台灣脂肪肝發生率很高，屬於極度普遍（endemic），研究人數約 4 萬餘人，54％的人有脂肪肝，顯見台灣民眾的三酸甘油脂濃度，高得驚人。值得一提，美國心臟學會在它的建議中，指出透過生活習慣，包括；飲食、運動及減少體重，來控制三酸甘油脂，比控制膽固醇還容易。

● 科學見證 ●

　　高三酸甘油脂不只會對心血管形成危害，還會提高攝護腺癌復發機率。一項針對 843 名攝護腺癌患者進行的一項研究，發現如果三酸甘油脂高於 150mg/dL，攝護腺癌復發機率會高出 35％，而低密度膽固醇、高密度膽固醇及總膽固醇並沒有影響復發的機率。研究人員說明，該比率已經將年齡、種族、體重其他相關因子排除在外。

資料來源：癌症流行病學，生物標記物及預防期刊，2014 年

慢性發炎讓健康亮紅燈

　　近年來研究者探討引起心血管疾病的危險因子，已經指向過去不太理解的發炎問題。發炎有 2 種，一是受傷時的紅腫、熱痛，多數是局部的，這是身體自我療癒機制，稱為「急性發炎」。另外一種稱為「**慢性發炎**」，是體內長期低度發炎，它是延遲性、持續性且全身性的發炎，可以比體內一把悶燒的火。有多項研究顯示慢性發炎是多種慢性病，像是：糖尿病、癌症、心血管疾病的重大的根源之一。

　　對於心血管疾病與慢性發炎的關係，尤其是引起動脈粥樣硬化，專家看法不一，有的認為從血管慢性發炎開始，而引起膽固醇黏在血管內壁。另一個想法就是因為膽固醇黏上血管內壁而引起發炎，導致動脈粥樣硬化斑塊變得不穩定，甚至會破裂，四處流動，會阻塞血管，引起心梗塞或中風。

　　無論血管發炎先還是膽固醇引起發炎先，專家都認同慢性發炎跟心血管疾病有重大的關係，並且做為心血管疾病的風險評估，其參考價值不亞於膽固醇。專家都認同引起體內慢性發炎的因素很多，例如：飲食偏差、缺少運動、壓力及抽菸等。關於慢性發炎的機制，略複雜不做詳細說明，不過要瞭解是否有慢性發炎的反應，就像驗膽固醇、血糖及三酸甘油脂一樣，可透過血液檢驗得知情況。有一項檢驗名為「**高敏感度 C 反應蛋白（hs-CRP）**」。hs-CRP 是肝臟製造的一種蛋白質，只要身體出現任何感染、發炎，hs-CRP 就會上升，是評估發炎的重要指標。

● 科學見證 ●

　　哈佛醫學院說，發表在知名醫學期刊的多篇研究顯示，hs-CRP 作為預測心血管疾病可能發生的指標，譬如：心肌梗塞、中風、需要做繞道手術、需要做血管成型術等，會比其他任何發炎指標所做的預測，都要來得精準，甚至比看低密度膽固醇數值更準。

　　不過，本次研究作者皆認為，hs-CRP 以及低密度膽固醇可以鎖定兩個不同高風險的族群，如果能夠同時使用，預測的效果會更好。

資料來源：哈佛醫學院期刊，2017 年

自己的心血管自己顧

　　心臟、血管真的是勞苦功高，人的一生當中，心跳次數接近 30 億次。只是直到心臟或血管出問題之前，我們都很少會想到心臟或血管的健康問題。人體的大小血管約長 10 萬公里，可以繞著地球 2 趟，雖然心血管疾病是威脅人類健康的最大危險殺手，但研究者仍然認為 90％發病的影響因素，都屬於可控制範圍之內。

專題	藏「正常值」背後的祕密

　　我們都知道訓練跑馬拉松或田徑競賽時，必須有一只碼錶，才能知道跑得多快，這次跑的速度有沒有比上一次進步，心血管健康也是如此。有一些數字對我們判斷心血管健康與否，非常重要，畢竟心血管疾病是隱形殺手，沒有數字是感覺不到隱藏風險，然而我們該用哪種數字做判斷呢？

　　目前，任何檢驗所提供的健檢報告都只是正常值，而這些所謂的正常值，都是以總人口為基準，從 95％正常人數中取得平均參考值；也就是說，很多人隱藏著心血管疾病的風險，他們的數值卻被計算在「正常值」內，所以某些判定為正常風險的指數，本來就偏高。

　　這個缺失可以解釋為何許多人的檢測數字在正常值內，卻還是發作心血管疾病。說實話，這有點無奈，如果要制定更嚴格的健康標準，誰能夠做到？一般醫療機構面對偏高的數值，會採用藥物治療。若是健康數值標準拉高，恐有藥物用量激增問題，造成醫療系統無法負擔的惡果。

　　若從抗老、預防疾病、挽回健康的角度來談，我們追求的是最理想、最健康的數字，而不是無奈妥協的數字。醫學權威告訴我們要達成屬於健康的數值，多數人透過飲食、生活著手是絕對可以達成。以低密度膽固醇為例，最健康的數值要低至80mg/dL，美國心臟病學院期刊指出，只要符合人類基因生活方式及飲食習慣，會自然產生這個數值。

　　要如何監控心血管健康？抽血做血液檢查、量血壓都是很方便的做法。初期可以每半年抽血一次，等到血液接近最佳值時，再放寬到每年抽血一次。至於量血壓部分，可以購置家庭血壓計，價格不貴，又容易操作；此外，可以到醫院測量，現在有不少醫院都會提供量血壓服務，透過定期測量，可以替血壓做完整記錄，監控心血管的健康。下表是血壓正常值，提供讀者作為參考。

血壓正常值

項目	最佳值	95%參考值（正常值）
血壓	< 120/70mmHg	< 130/80mmHg
低密度膽固醇（LDL）	< 80mg/dL	< 130mg/dL
高密度膽固醇（DDL）	男性：> 60-70mg/dL 女性：> 80-90mg/dL	男性：> 40mg/dL 女性：> 50mg/dL
三酸甘油脂	< 100mg/dL 最佳值：< 80mg/dL	< 150mg/dL
高敏感度 C 反應蛋白（CRP）	< 0.1mg/L	< 0.500mg/L

製表人：Jeffrey

保護心血管，飲食是關鍵

　　心血管疾病成為全球第 1 大死因，而專家研判所有慢性病中，高達 90％的心血管疾病是可以預防的。多數專家都認同，**預防或治療心血管疾病最重要的做法是「飲食」**。其實維護心血管的健康飲食並不複雜，柏克萊大學健康中心認為，要培養良好的飲食習慣，關鍵在於所有吃進身體的食物需來自天然，舉凡：全穀類、豆類、蔬菜類、水果類都是如此，不要吃加工食品。這個觀點與〈口腹之慾背後殘酷的事實〉中提到的「**吃食物，量不要多，植物性為主**」論點完全符合。

　　依照哈佛大學公共衛生學院的建議，維護心血管的健康飲食需從吃大量的蔬菜水果做起，也就是餐盤中一半的食物，應該是蔬菜、水果。多項研究顯示，大量食用蔬菜、水果的人，體內維生素 C、類胡蘿蔔素、多酚類等抗氧化成分會比一般人

來得高，心血管疾病的風險也會跟著降低。

　　心血管健康飲食，除了蔬菜及水果外，還包括攝取的 25％
食物應該來自健康的全穀物。曾經有一項很有趣的研究，參與
者分為有 2 組，以吃健康的蔬菜、水果為主；其中一組搭配吃
精製穀類食物，如：白飯、白麵包、白麵條，另一組搭配吃全
穀物食物。研究結束後，兩組參與者的體重都有減到 4 至 5 公斤，
但是吃全穀類食物的，hs-CRP 降低 38％，而吃精緻穀物的另一
組，hs-CRP 沒有任何變化。

　　現今，吃全穀物開始流行，但是部分的人常因口感、味道，
剛開始會不能適應。其實，習慣吃之後會發覺全穀物反而較香。
有一個方法倒是可以慢慢習慣全穀物食物；以吃糙米飯為例，
可以先用 1/4 糙米，加上 3/4 白米煮成混合式糙米飯，吃了一段
時間後，比例變成一半、一半，等到身體習慣後，換成 1/4 白米、
3/4 糙米，最後才是全糙米飯。另外，其他含糖穀物加工食品也
和精製穀物類似，同樣會引起體內的慢性發炎。

豆類是心血管飲食首選

　　我們常會聽到「**優質蛋白質很重要**」的說法，但針對心血
管疾病的患者而言，什麼才是優質蛋白質呢？主流醫學近期的
建議是：**植物性蛋白質可以取代動物性蛋白質。**

　　近期，有 2 項重大研究更顯示，如果攝取的蛋白質來源完

全由植物性蛋白質取代，可以逆轉或修復動脈粥樣硬化，讓血管復原。也就是說，完全不吃動物性蛋白質，全部攝取植物性蛋白質，血管會自行清掉粥樣硬化斑塊，恢復血管應有的功能。

　　根據研究，吃素的人與吃葷的人相較，前者長期罹患心血管疾病風險減少 25 到 35％。為什麼植物性蛋白質會比動物性蛋白質來得優異，可以有效預防甚至逆轉心血管疾病？

　　首先，所有植物性食物本身就有抗發炎及抗氧化的效果，**而素食者的蛋白質主要來源的是豆類，長期食用可以減少膽固醇及飽和脂肪的攝取，是有保護心臟的作用**。豆類有很多種，常看到的有：黃豆、腰豆、扁豆、鷹嘴豆……等。而在台灣素食者較常接觸的是黃豆食品，例如豆腐及豆漿，但這兩項食品已經濾掉豆渣，沒有膳食纖維，最好也要吃一些其他豆類。

　　另外，研究顯示，堅果類是很優質的蛋白質及健康脂肪來源，可以維護心血管。有一項來自哈佛醫學院的報告，提到有多項研究顯示，每週多吃幾次堅果類，可以減少 30 到 50％心肌梗塞及心血管疾病發生率，不用一次吃太多，約半個手掌即可。

要讓心臟不停跳動，身體就要動

　　很多年前，醫師會告訴初期心肌梗塞的患者盡量臥床，避免一切活動，以免發生二度心肌梗塞。近幾年的建議卻剛好相反。美國克里夫蘭醫院表示，心肌梗塞之後，應立即展開規律

保 健 筆 記

重點在「鉀」不在「鈉」

根據世界衛生組織報告，每年因食用過量鹽分導致死亡的人數約為 165 萬人。**台灣衛生單位建議鹽分攝取量與世界衛生組織相同：每天約 6 公克。**不過相關單位表示，多數的台灣人攝取量超過 1.5 至 2 倍之多，甚至不瞭解所吃的食物之中，究竟含有多少鹽分。

尤其不少人常吃的加工食品，譬如：泡麵，一碗中所含的鹽分，就接近一天建議量的上限，約 5 到 6 公克。但有多位專家提出其他看法，認為會造成心血管健康威脅的危險因子不是只有鹽分過量，另一個重要礦物質——鉀，攝取量太少也是原因之一。台灣研究人員表示，台灣人攝取的鉀幾乎不到每日建議量的一半，想要維持健康的心血管，攝取鉀的量應該是鈉量的 2 倍以上。

足量的鉀對維持人體細胞健康非常重要，因為它具有鬆弛血管壁、降低血壓、避免肌肉抽筋，還可協助排除鹽分中多餘的鈉。有多項研究顯示，如果鉀量攝取不足，會讓血壓升高，中風風險也會跟著升高。要攝取足量的鉀，可以從豆類、蔬菜、水果攝取；另外，堅果類的含量也很豐富，蔬果來源有：綠花椰菜、蘿蔔、荸薺、菠菜、地瓜、哈密瓜、奇異果……等。

運動計畫，避免二度心血管疾病的問題產生。對於沒有心血管疾病，但想要維持心血管及心臟健康的人，仍也需遵守同樣的建議。

　　到底哪些運動才有益心血管健康？其實，運動型態並不重要；重要的是，一定要起身動一動。畢竟心臟是由肌肉組成的，所有肌肉要維持健康，就一定要動。不過，對於有心血管疾病患者來說，運動規劃不見得要很激烈，克里夫蘭醫院表示，每天快步走 30 分鐘，就可以達到保護心臟及心血管的作用。

　　另外，還有一項維護心血管的建議，就是要減少坐的時間，2003 年有一項針對 50 至 79 歲女性的研究顯示，在還沒有發生心血管疾病，每天坐在椅子上的時間越久，發生心血管疾病風險就越高，即使她們有休閒運動的習慣，若是久坐，風險率仍然偏高。所以，無論如何我們都要起身走動，不要坐太久。

睡眠不足？小心心血管疾病上身

　　事實上，睡眠不足與所有疾病都有關係，因此多項研究將睡眠不足，列為會直接提高心血管疾病的風險，是件不意外的事。最近一項研究，針對為什麼睡眠不足會對健康造成殺傷力，做了詳盡解釋：有些基因會調節體內的膽固醇，而睡眠不足時，這些基因無法發揮調節功能，致使形成低密度膽固醇比較高，高密度膽固醇比較低的狀態。

　　睡眠充足也是控制體內發炎重要因素之一，睡眠不足 7 至 8 小時的人，會提高血液中的發炎指數，譬如：hs-CRP、白血球

介素 -6 指數皆會升高。如果是針對心血管疾病，研究者除了看發炎指數以外，也發現睡眠不足會造成更多與心血管疾病死亡相關的因素。反之，睡足 7 至 8 小時的人，他們得到心血管疾病的相關因素也會比較低。從以上研究可以得知，長期以來強調要**睡足 7 至 8 個小時，是維持心血管健康非常重要的建議。**

過勞是心血管的殺手

　　心理壓力、過勞都是引起心血管疾病的重要因素。2017 年哈佛醫學院研究，壓力會讓腦部杏仁核分泌白血球，致使身體發炎，提高心血管疾病的風險。另外一篇 2017 年的分析，來自 8 項不同的研究，對象是 8 萬名歐洲上班族，發現每週工作時數超過 55 個小時，較容易罹患心房顫動，也會提高心肌梗塞及中風的機率高；在長達 10 年的研究中，這些上班族罹患心房顫動的風險，比正常工作小時的人高出 40%。

　　該怎麼辦？「**冥想**」不失為一個好方法，連主流醫學都大力推崇。2017 年年底，美國心臟學會期刊發表一篇科學聲明，20 多年來約有幾十篇相關研究發現，冥想可以減少許多與心血管疾病相關的危險因素，譬如：壓力大、焦慮、憂慮、睡眠品質不佳、高血壓。學習冥想並不困難，坊間有不少專業授課老師可以做指導，網路也有很多相關做法，都可參考學習。

HEALTH

第 **9** 章

小心！毒素
就在你身邊

人類糟蹋自然環境最令人擔憂的，
就是空氣，土壤，河流和海洋
被危險甚至致命的物質污染。
——瑞秋·卡森（寂靜的春天的作者）

毒物席捲全球，形成空前浩劫

「地球及地球所有生物都浸泡在人工化學物質中，從地球歷史來看，這是一個空前災難。」《21世紀如何生存》(Surviving the 21st Century) 作者朱利安‧克里布 (Julian Cribb) 如是表示。

人工化學物質早已汙染空氣、水質及土壤。生活在地球上的人類，無時無刻必須與化學物質共舞，不論呼吸，或食、衣、住、行的任何所需，包含：母乳、飲用水都會發現工業毒素的蹤影，就連人煙罕至，分布於北極圈周圍美洲原住民之一的因紐特（Inuit）人，剛擠出來的新鮮母乳，都被檢驗出含有高濃度工業用化學物質。

地球生病，人類也跟著遭殃

根據世界衛生組織統計，目前全球死亡原因，25％與環境汙染有關，也就是說，每4人就有1人死於來自因空氣、水質、土壤、毒性化學物質及氣候異常形成的汙染傷害。在地球生存的人類，每年會將800萬噸的工業原料倒入海洋中。比利時肯特大學（University of Kent）專家研究及評估發現，喜愛吃海鮮的人，每年大約會間接將1萬1千個微小的塑膠片吃進肚，這個尚不包含專家估計超高80％吃下肚的的海鮮，有不同程度的重金屬汙染。

目前，全球對於環境毒素汙染的研究，呈現 2 種不同氛圍；一是針對高劑量合成化學物質的研究非常透徹，這是因為環境毒素在高劑量暴露之下，會引起重大疾病，甚至有致命之虞；但對於低劑量且長期接觸的合成化學物質的研究非常少，因疏於瞭解，當然也不被重視。

可是，在一般人日常用品中，例如化妝品及家庭清潔劑，可能會被使用的合成化學物質，就超過 10 萬種，部分或許有毒性或重金屬，但有98％的合成化學物質沒被檢驗其毒性的危害，即使不會對身體產生立即性危害；卻是難保低劑量有毒合成化學物質不會對身體產生影響。

紐約大學醫學中心分析，低劑量有毒合成化學物質仍然會引起不少不舒服症狀：頭痛、咳嗽、喘不過氣、眼睛（耳朵、鼻子）受到刺激、發燒、頭暈、眩暈、掉頭髮、皮膚起疹子、不孕症、神經障礙、記憶衰退、神經衰弱、憂鬱症……等。

空汙日益嚴重，須謹慎應對

據最新最權威的統計，目前全球最大影響健康的環境危險因子，空氣汙染當之無愧，因為全球每 6 人死亡原因，其中就有 1 人死於空氣汙染，而全球 91％的人居住環境在超過世界衛生組織的空氣汙染標準。受到空氣汙染影響最嚴重的有兩大族

群，一是年輕孩童，一是年老長者。雖然空氣汙染還會提高罹患肺癌風險，但專家認為最危險的是長期吸入有害物質導致慢性發炎，引起的心血管疾病，如：心肌梗塞、中風。

專題	預防空汙危害 4 大招

1. **不要抽菸**。對多數抽菸的人而言，抽菸就是他們最大空氣汙染源。世界衛生組織分析，一個人若只能採取一項最有效改善個人健康的措施，毫無疑問，就是要戒菸。也許有人覺得沒有天天抽，偶爾來幾根，應該不會影響身體健康，不過，專家分析，**抽菸的安全量是 0**；2018 年發表於英國醫學期刊一項研究顯示，每天抽 1 根菸，心血管疾病及中風的風險提高 48％到 74％。

2. **使用空氣清淨機**。全球空汙影響身體健康最嚴重的汙染物質是 PM2.5，這是一種直徑小於或等於 2.5 微米的細懸浮粒子，因為粒子很輕，飄浮空氣時間很長，粒子又小，容易進入肺部深處，影響全身健康。蘇丹大學曾經進行一項研究，發現在校住宿生，如果空氣中 PM2.5 汙染超過標準，測量學生們血液，其中會有高濃度壓力荷爾蒙、高血壓及慢性發炎現象，血液中含有的 97 種代謝產物會引起變化。但在使用空氣清淨

機後，24 小時內的 PM2.5 濃度，就降至世界衛生組織 規定的安全標準。

3. **避免在車流量多的地區運動**。一項英國研究發現，如果是在車流量比較大的區域運動，吸入身體裡面的汙染粒子將會抵消運動所帶來的好處。研究員採取 2 組研究，一組人運動的場所是社區公園，另一組選擇的是倫敦一處主幹道，車流量很高的地方；結果發現在倫敦市車流量高運動的這組人，並沒有獲得與社區公園這組同樣的健康好處。因此，專家建議無論健行、跑步都盡量避免在車流量多的場所運動。

4. **注意室內空氣品質**。室內汙染空氣最嚴重的地方，通常都是較為貧窮的國家，因為他們經常為了煮菜、燒飯，會使用碳或木材。但目前先進國家室內空氣品質也令人堪憂，根據美國國家環境保護局（EPA）資料顯示，先進國家的室內空氣品質有害成分比起室外空氣高達 2 至 5 倍，而這些國家大部分的居民待在室內時間又高達 90%，影響健康甚巨。室內空氣品質較差的原因多是居家或辦公室進行裝潢時，所使用的油漆、木作黏膠都含有毒化合物，而窗簾及地毯孳生除了塵蟎之外，所用的耐燃劑亦是含有有毒化合物。另外，常用的日用品，如：洗髮精、洗衣劑、殺蟲劑裡面也都含有化合物質，都是影響空質品質的主要因素。

在台灣，因為天氣潮濕悶熱，很容易產生黴菌，經常會引起頭痛、支氣管炎、感冒、皮膚發癢、過敏、眼睛乾澀……等問題。專家建議，如果室外空氣品質不會太糟，盡可能打開窗戶，維持空氣對流；如果空氣品質實在不佳，就必須考慮使用空氣清潔機。

● 科學見證 ●

一項新的研究顯示，在 2016 年空氣汙染於全球引起 320 萬名糖尿病新例，佔當年所有新例的 1/7。

一般人以為糖尿病發病原因與飲食、不運動……等習慣有關，但依據美國聖路易斯華盛頓大學醫學院研究分析，空氣汙染也是重大因素之一，原因是空汙會影響胰島素的分泌，引起慢性發炎所致。

資料來源：刺胳針地球健康期刊，2018 年

活在化學世界，後遺症百百款

現代生活中的有毒化學物質無所不在，製造商聲稱少量接觸對身體無害；不過，美國國家衛生研究院表示，目前制定的法規並沒有跟上最新科學證據。研究顯示，過去規範的安全量，實際上會造成相當嚴重的健康問題，可能是致癌因子、神經毒素，甚至會導致影響荷爾蒙分泌紊亂。

　　某一些日常用品有毒性化學物質含量較高，當我們不小心時吸入或接觸，可能會有立即性反應，例如：皮膚灼傷、頭痛等症狀。但，我們多數用的都屬低劑量，即使沒有立即性反應，長期接觸，身體無法自我排毒的部分會在體內的組織累積，造成我們身體一個所謂的「毒素負荷」，因此令人擔憂的不是一次高劑量中毒事件，而是歲月累積的接觸。何況這些化學物質，數以萬計都沒有進行毒性檢測。

● 科學見證 ●

　　有一項歐洲呼吸疾病照護聯盟（ECRHS）的最新研究，共計調查 6000 名民眾。研究顯示，從事清潔工作長達 20 年之久的清潔工，肺部功能下降程度與同一個時期每天抽 20 支香菸的情況相同，罹患氣喘的比例也比一般非清潔工多出 40％ 機率。
資料來源：美國呼吸與加護照顧學雜誌，2018 年

有毒物質何其多　保健關鍵在於降低暴露量

　　現代生活中經常用到或接觸到的有毒化合物質種類繁多，無法一一列舉，以下是 5 種影響日常品普遍使用的化合物質，想降低對健康威脅必須少使用含這些化合物質來減少暴露量。

1. **鄰苯二甲酸酯（Phthalates，PAEs）**：是一種透明的塑化劑，常被添加在塑膠中，以增強彈性、透明度、耐用性和使用壽命。它的使用範圍很廣泛，各式塑膠瓶、塑膠兒童玩具等塑

膠產品中，都會添加這類塑化劑，可增加可塑性。女性化妝
用品、香水中也有塑化劑蹤跡，作為定香劑使用；PVC 保鮮
膜會添加鄰苯二甲酸酯，可提高柔軟及延展性，增加包食物
的黏度。不過，根據研究，鄰苯二甲酸酯會引起肥胖、糖尿病、
胰島素阻抗及過敏等問題。

2. **雙酚 A（Bisphenol A，簡稱 BPA）**：是一種透明化工原料，
   又稱「酚甲烷」。最常用在塑膠製品（容器、器具）、食品
   用塑膠品、罐裝容器內層塗料、洗碗精、肥皂、牙膏等物品。
   雙酚 A 被認為是一種荷爾蒙干擾物質，會降低免疫力、出現
   認知障礙、腦部功能受損等問題。在流行病學研究發現，若
   長期過量接觸，可能引發第二型糖尿病、心血管疾病等疾病。

3. **多溴二苯醚（Polybrominated diphenyl，簡稱 PBD）**：廣泛
   添加在各種日常生活用品中作為防火耐燃劑，例如：電視、
   電腦、絕緣材料、泡綿製品、兒童玩具、嬰兒枕頭、電子產品、
   沙發、家具、室內防火材料、紡織品……等等。根據台灣衛
   生福利部發布的資料顯示，多溴二苯醚可能造成的健康影響
   有：損害肝臟與腎臟、干擾甲狀腺素分泌、造成畸胎、致癌、
   損害神經行為等。

4. **全氟碳化物（Perfluorocarbons，簡稱 PFC）**：因有防水、抗
   油特性，常會應用於抗油食物包材、戶外衣物及用品、不沾

鍋表面處理等方面。公共衛生專家形容全氟碳化物是一種遺傳性汙染物，能透過胎盤、臍帶血影響胎兒神經發育、未來甲狀腺的分泌，以及正常發育，甚至抑制孩童免疫系統功能。此外，也有可能引起成人糖尿病的發生。

5. **聚氯乙烯（Polyvinylchloride，統稱 PVC）**：是一種含有鄰苯二甲酸酯的塑膠材料，製品廣泛，包含：水管、塑膠地板、淋浴簾、保鮮膜、兒童用品、商品包裝等。PVC 有「毒塑膠」的封號，因為它比其他的塑化物，毒性更加強烈。以淋浴簾為例，使用熱水淋浴時，淋浴簾裡面含有的揮發性及其他有毒物質，會隨著高溫水蒸氣逸散出來，會被人體吸入肺部或接觸到皮膚。

專題　　　　拒絕與毒共舞 10 招作法

要完全杜絕環境中有害的毒素，似乎不太可能，即使個人不用，其他人仍會使用，一樣會進入到空氣、水質及土壤中，但是 個人生活中盡量避免接觸含有毒物的產品及事物，會把其對健康的傷害減少蠻多 。那麼該如何做，才能做到與環境毒素說不？以下是幾項參考作法：

1. **食物及飲料容器盡量少用雙酚 A**。不含雙酚 A 的容器，會在

包裝上標明「不含雙酚 A（BPA-Free）」。如果不確定，可以查看一下包裝下方資源回收標章，如果含有雙酚 A，回收代碼是「7」，可以直接拒購。

2. **盡量不用含 PVC 食物容器、保鮮膜**。其實，市面上也有不含 PVC 的保鮮膜，雖然柔軟度沒有那麼好，但為了健康起見，還是改用不含 PVC 保鮮膜或容器為佳。有些剩菜需要放進冰箱保存，可使用玻璃盒。若非要用到 PVC 保鮮膜時，不要接觸到食物本身，尤其是酸性及有溫度的食物，更要避免。也不要使用含 PVC 的淋浴簾，因為熱水遇到 PVC，許多有害物質會蒸發出來，可使用其他材質的淋浴簾，如：聚酯纖維。

3. **任何塑膠材質，無論是容器、用品，尤其是食物包裝，必須遠離溫度**。不要將塑膠容器、保鮮膜，放入微波爐加溫。當塑膠遇到溫度，時間一久，有毒物質就會溶解，然後滲入食物中。若要用微波爐加熱，可使用玻璃、陶瓷或專用微波爐容器替代。

4. **盡量購買或自己動手做環保清潔用品**。挑選時，務必看清楚成分說明。即使有的廠商會把自己的產品標明為「符合環保成分」，但仍有不少所謂「環保用品」經檢驗後，還是有攙入不少有害成分。清潔用品，自己做最好，不但安全無毒，清潔效果也好，網路上有不少製作方法可供參考。

5. **避免使用合成香精及空氣芳香劑。**這類合成香氛通常含有幾百種化合物質，且又被視為商業機密，廠商不會公開成分。目前，已知成分中含有不少有毒性的化合物，如：鄰苯二甲酸酯。為了避免合成香精傷害健康，首要是不買任何含有合成香精的洗面乳、洗劑外，同時要尋求替代方案，降低接觸合成香精，例如：打開窗戶，讓新鮮空氣對流，改善居住空間品質，完全不會需要用到空氣芳香劑；冰箱中放置天然橘子皮、檸檬片，有消除臭味效果。

6. **重新認識個人使用的化妝及衛浴用品。**因為這類用品中，含有不少化學物質，對健康有絕對的疑慮，而且目前尚無針對女性長期使用的安全研究報告。例如：對羥基苯甲酸酯、月桂醇聚醚硫酸酯鈉鹽、氧苯酮、三氯沙……等化學成分。以月桂醇聚醚硫酸酯鈉鹽（Sodium lauryl sulfate）為例，它被廣泛應用在洗髮精、沐浴乳中，因為直接接觸皮膚經由皮膚進入身體，除了會刺激皮膚及眼睛。研究顯示也是荷爾蒙干擾物質，會影響生育，以及損害會神經系統。

7. **盡量不要使用不沾鍋的鍋具。**現在有不少人習慣使用鐵弗龍鍋具烹飪，卻忽略高溫會讓鐵弗龍帶來危害。當鐵弗龍鍋具加熱至 230 度後，鍋子會蒸發有毒物質全弗辛酸（PFOA）。但是專家警告，人類長期接觸這種毒物，會有發育遲緩、致

癌疑慮，因此使用這類鍋具時溫度不宜太高，或改用生鐵及不鏽鋼鍋具。

8. **少用殺蟲劑**。雖然會殺光住家的蟑螂，但是這樣具有高度毒性的化學物質，對其他生物，包括：人類、寵物，用想的都可以知道不會是無害，尤其是使用噴霧式的殺蟲劑，我們也很容易吸入有害物質。最好的方法是勤於打掃，避免孳生昆蟲，剩餘食物要做好收納管理。如有需要時，可改用毒性較低的環保殺蟲劑，但仍需降低使用頻率。

9. **謹慎選擇家具及建材**。一般家具或裝潢建材，常會用到含毒性高的材料，像是揮發性有機化合物。更糟的是，這些建材汙染室內空氣品質的時間很長，甚至會長達十數年之久。1984 年世界衛生組織的一份報告顯示，全球居住新屋或舊屋重新裝潢的居民，有高達 30％會因室內空氣品質不佳，而往往剛搬進新屋的住戶會有不良的健康症狀，包含：頭暈、暈眩、精神不濟、呼吸不適等。為了減少身體不適，可以挑選環保標章的建材或家具；不然就是在家具搬進新裝潢空間後，打開窗戶一段時間；或是使用空氣清淨機，改善室內空氣品質。有些家具表面、窗簾材質會浸泡化學物質，可以撒一些蘇打粉在表面上，幾個小時後再用吸塵器吸盡，可以降低汙染源對健康的傷害。另外，可以在室內擺放綠葉植物，也具有吸

收空氣中化學物質的效用。

10. **別被騙了！標榜天然，未必是天然。**健康意識崛起，越來越多人想對含有合成化學物質的用品說「不」，因此近幾年，各種標榜為「天然」的用品，在市面上越來越多，且頗受歡迎，但是問題是在食品及化妝品產業中，「天然」兩個字沒有任何意義，也未被美國食品藥物管理局（FDA）定義過，所以消費大眾在看到天然二字時，一定要瞭解天然不等於安全，反而要更有智慧分辨是否含有化學成分。如果打開包裝後，有一股刺鼻或非天然的化學味，即有可能是添加化學成分的產品，而非天然好東西。

汙染環境的重量級罪魁禍手

對身體傷害極大的一個污染物就是重金屬，而據專家的說法，重金屬低度暴露的問題，沒收到該有的重視。環境中重金屬種類繁多，但依據研究，最值得重視的有 4 種重金屬：汞（mercury）、鉛（lead）、鎘（Cadmium）、砷（Arsenic）。

不少重金屬會流入我們的環境是因為工業及礦業的廢棄物、交通工具排放的廢棄、以及處置含有重金屬的廢棄物，例如鉛酸蓄電池。但重金屬也會應用在日常實用的相關項目，例如：肥料、染料、安定劑、甚至孩童玩具等。

重金屬會產生生物蓄積作用，因代謝不易，容易與人體細胞成分產生結合，例如：結構蛋白質、酵素、核酸，因而出現功能阻礙。醫學瞭解重金屬危害健康的嚴重性已非常久，像是掉落的油漆片，裡面含有鉛片，如果被懵懂小孩子撿起來吃，是會引起鉛中毒。

不過，近年來，專家開始瞭解慢性且長期暴露在低劑量有毒性重金屬之下，會對身體構成威脅，原因是重金屬會蓄積在組織及器官中，引發內分泌系統、消化系統、神經系統、腦部功能的紊亂，帶來各種健康危害，例如：癌症、糖尿病、心臟病、支氣管疾病等。

汞是劇毒，有致命危機

　　汞的急性中毒會有致命危機，全球史上有 2 次非常嚴重的汞中毒事件。一次在 6、70 年前，日本熊本縣水俁市附近發生，有一間肥料工廠將大量含汞廢水偷偷的排放到鄰近海域，在水俁市老百姓不知情的情況之下，吃了含高劑量汞污染的魚類，造成高達 900 多人死亡，據官方統計，有 2 千多人因為汞中毒出現健康危害，但有其他醫學統計，人數不只於此。另一次是在 20 世紀的 70 年代，地點是在伊拉克，因食用汞汙染的大麥、小麥烘焙麵包，超過 1 萬人中毒，數千人死亡，顯見急性汞中毒致命的嚴重性。

　　即使沒有高劑量汞污染造成急性中毒，任何的暴露及攝取會有後遺症，因為人體汞的安全劑量是零。汞毒對身體的危害相當廣泛，包括：神經、消化、免疫系統，以及肺臟、腎臟、肝臟、皮膚、眼睛等。

　　汞呈現的類型有很多種，而其中一個會出現在海產中的叫甲基汞（methyl mercury），如果孕婦吃了含有甲基汞的海鮮，會透過胎盤直接影響胎兒，即使是低劑量，一樣會影響到胎兒的腦部發育，造成對神經系統不同程度的損傷，根據美國環境保護局研究發現，甚至會影響孩子未來的語言能力、記憶、運動機能及視力。

| 專題 | 汞有哪些來源？又要如何預防？ |

1. **海鮮裡的汞常超量**。美國的生物多樣性研究中心研究發現，不分淡水或海水，一般人常吃的海鮮，84％都遭到甲基汞汙染。有一項跨 9 個國家的研究發現，一個人如果每個月只吃 170 公克的海鮮，從研究人員檢驗的海鮮來看，43％到 100％的樣本都會造成不安全的攝取量。

   你該如何應對：專家常警告孕婦有許多種海鮮要限量食用，而普度大學毒理學專家列出十幾種魚，孕婦連碰都不要碰，特別是而不同海域捕到的魚，甲基汞含量有高有低，很難確定安全性。不過，為了胎兒正常發育及出生後的健康，母體必須攝取足量的 omega-3 脂肪酸，必須考量攝取可以替代性的 omega-3 脂肪酸食物。其實，除到甲基汞污染外，研究顯示許多海鮮因為工業排放的關係，也遭到多氯聯苯的污染，即使不是孕婦而是一般民眾，也應該考量少吃海鮮，以免有害污染物蓄積體內帶來的健康疑慮。

2. **補牙的材料也含汞**。過去常會使用汞齊（Amalgam）做為補牙材料，到底對身體影響多大，醫界有很大的爭議。根據美國食品藥物管理局（FDA）說當汞齊經過長期的磨擦後，會慢慢揮發少量的汞，被人體吸入，FDA 並不認為，對成人及

6 歲以上的孩童會有安全的疑慮。但有其他研究單位並不同意這種看法，挪威在 2006 年已禁用汞齊做為補牙材料，而一項 10 年後的之後經過 10 年的研究追蹤發現，曾經使用汞齊補牙的人，尿液中含汞量比較高。

你該如何應對：如果過去已經補了汞齊牙材，而你不想讓嘴巴中的汞長期揮發進入你的身體，就可以考慮取出，重新置換沒有毒性的牙材，例如陶瓷或復合樹脂，不過取出銀汞合金牙材，要尋求特殊專業牙醫師的協助，才不會在取出過程中有粉狀的汞釋放到空氣中而大量被吸入身體內。

3. **中藥裡也有汞的蹤跡。**2016 年日本進行一項中草藥研究，針對中國大陸採樣的 32 種傳統中草藥做檢測，發現 32 個樣本都受到高重金屬汙染，研究結論提出為避免重金屬汙染，不宜長期服用這些藥材。另外，香港、台灣及中國所做的研究同樣發現，中藥材重金屬汙染是一個必須面對的問題。

你該如何應對：避免長期服用中草藥，尤其是含中草藥成分的成藥製品，據研究，部分成藥所含的重金屬汙染更為嚴重。

4. **生活中含汞的商品。**目前有數百個商業製品都含有汞，例如：電源開關、繼電器、日光電、蓄電池等，也有許多日常用品也含汞，例如：化妝品、隱形眼鏡的清潔液、女士的首飾、油氣、部分的處方藥品等。

你該如何應對：盡量不使用任何含汞的製品，尤其是直接跟皮膚接觸或又被吸入的風險。另外，有些含汞的製品，即使沒有直接接觸自身體，還是盡量不要選購及使用，當含汞製品被視為廢棄品任意丟棄中時，汞又會回到自然界，污染水源又經過食物鏈的循環，一樣會喝到、吃到汞汙染的食物；因此，根本之道就是不要購買及使用。

鉛中毒危害　兒童超過成人

　　鉛會對人體健康產生嚴重影響。當鉛進入身體後，幾乎所有器官都難以倖免，也會沉積到牙齒或骨骼，危害可長達數十年之久。和成人相比，胎兒及兒童所吸收的鉛含量會高出成人4到5倍，而他們的腦部及神經系統對鉛的危害更為敏感。

　　世界衛生組織分析，小孩受到鉛中毒影響，長大後將會成為暴力犯罪的禍源之一。對成人來說，慢性鉛中毒會引起高血壓、影響維生素D的代謝、頭痛、沒有食慾、消化問題。劑量稍高時，會有腎臟疾病。目前先進國家都使用無鉛汽油，空氣中的鉛含量已經降低不少，但因工業使用鉛的頻率仍然很高，整個大環境依舊暴露鉛的危害之中，例如：燃料、油漆、焊接的焊料、陶瓷釉料、裝飾用玩具、化妝品、藥物等。

| 專題 | 鉛有哪些來源？又要如何預防？ |

1. **食物是鉛汙染最嚴重的品項**。為什麼食品會汙染鉛？ 因為過去大量使用含鉛汽油許多土壤含有高量的鉛，另外，工廠排放的廢棄物也是汙染土壤的來源之一。

   你該如何應對：最容易受到鉛汙染的食物，常是沒有洗乾淨或沒有剝皮的根莖類蔬菜，以及綠葉蔬菜；所以食用前，必須用清水沖洗乾淨，或用稀釋的蘋果醋輕擦表皮。另外，可挑選較不受鉛汙染的蔬果食用，例如：番茄、草莓、南瓜、大黃瓜、小黃瓜、節瓜等。

2. **瞭解家中的水是否受鉛汙染**。部分老舊的房子，過去配置水管管線時，可能會使用含鉛的焊條，鉛便會從焊條溶出進入水中。

   你該如何應對：如果你懷疑家中的水管可能使用含鉛的焊料，可以將家中用水的樣本送去相關單位檢驗，如果真是如此，又無法替換水管，建議裝置淨水過濾器予以防範。

3. **台灣油漆還普遍含鉛**。大部分的居家油漆會用到鉛，主要是為了染色，還可以縮短乾燥時間且有防潮效果。

   你該如何應對：許多亞洲國家對於油漆含鉛量有嚴格的標準，相較之下，台灣規定過於寬鬆，所以請儘量要選擇低鉛或無

鉛的油漆。如果牆壁要重新油漆，一定會先行刮除牆壁之前漆的舊油漆，但是舊油漆可能含鉛，所以刮除時必須做好安全防護設施，以免空氣中的細小粉末，被吸入肺臟中，對健康形成隱患。

4. **個人用品連玩具都可能含鉛過高。**有些化妝品、手飾也都含鉛，尤其是亞洲地區製造的產品，含量大多偏高，甚至孩童的玩具都有，過去美國檢驗中國製造的兒童玩具，含鉛量相當高。

   你該如何應對：挑選用品時，要慎選製造國，至於玩具，孩子玩耍玩具時，照顧者必須謹慎看護，不要讓小孩把玩具直接放入嘴巴中啃咬，才能避免讓孩子吞食到鉛。

5. **含鉛中藥常超標。**中藥中的重金屬含量，不只含汞，鉛的含量也不少。2011 年哈佛大學與北京中醫藥大學合作的一項研究發現，許多中藥都含重金屬，也提到過去其他研究發現，不只重金屬超標，農藥汙染也很高，部分樣品甚至達到中毒程度。2017 年四川大學的研究結論，中藥的鉛汙染問題仍然非常嚴重，過去台灣的研究也是如此。

   你該如何應對：盡量避免食用或服用中藥材製品，若是無法避免，建議挑選經合格檢驗的藥材。

你不能不知的鎘汙染

鎘是製造許多消費、工業產品原料，例如鎳鎘電池、塑膠染料、玻璃、陶瓷、鋼筋包膜、聚氯乙烯穩定劑、3C 產品、殺菌劑、肥料等，大多含有鎘。另外一個重大的鎘汙染源是抽菸。鎘會引起的環境汙染，在透過食物鏈的影響，進入到我們吃的食物之中。

國際癌症機構已將鎘列為致癌物，而多項研究指出，美國乳癌病例有高達 1/3 與鎘有關，它也會引起心臟血管疾病、糖尿病、支氣管疾病、腎臟病、認知障礙。另一項美國的研究發現，血液及體內含鎘比例最高的人（雖然含量比例不算很高），但是細胞年齡比實際年齡大了 11 歲。

專題　　　　　　鎘有哪些來源？又要如何預防？

---

1. **抽菸就有鎘汙染**。研究顯示，抽菸者體內含鎘的濃度比不抽菸者高出 4 至 5 倍。

   你該如何應對：根本之道就是拒絕抽菸及戒菸，同時要遠離二手及三手菸。

2. **海鮮也含鎘**。由於食物鏈的影響，許多食物都有鎘的影響，只是含量差別很大。濃度最高的是內臟及貝殼類海鮮，穀類、

馬鈴薯、蔬菜也有小部分含量。

你該如何應對：除了避免食用內臟及貝殼類外，多吃有機蔬果也會有些幫助，由於農業使用的化肥普遍使用磷酸鹽，而種植的泥土若有鎘汙染，裡面含有的鎘會比較高。相反的，栽種有機蔬菜使用的肥料較不會使用到磷酸鹽，也不會用受汙染的汙泥，鎘的含量會比較低。

砷的毒害　來自喝水吃飯

　　許多農藥（殺蟲劑、除草劑）都含有砷，部分國家的地下水因滲透關係也含砷。半個世紀前，台灣西南部地區，有部分民眾因喝到砷汙染的地下水，因而出現「烏腳病」，受到全球專家高度重視，進行廣泛研究。

　　有關砷汙染稻米的問題，包含台灣在內，一樣受到全世界毒物、農業研究人員關注。為什麼砷會汙染到稻米？一是使用含砷的地下水灌溉稻田所致，二是過去大量使用含砷農藥，導致大量的砷殘留在土壤中。以美國種植的稻米為例，50％稻米皆產於中南部地區，由於原先是棉花田，大量使用高濃度含砷的農藥，使得蓄積土壤中的砷汙染嚴重超標，加上砷沉積土壤中時間會非常久，會連帶影響稻米含砷的濃度，長期偏高。

　　長期暴露砷汙染中，將會造成不少疾病，例如：皮膚潰瘍、心臟病、消化系統疾病、高血壓、糖尿病、白內障，以及癌症，如：皮膚癌、膀胱癌、腎臟癌、肺癌、肝癌等；即使是低劑量，也會引起腹瀉、腹痛、頭痛等毛病。

專題　　　砷有哪些來源？又要如何預防？

1. 飲用水的來源很重要。 台灣自來水已經很普及，要喝到含砷地下水機會不是很大，但仍有一小部分地區使用地下水，這些地區就得小心砷害。

　　你該如何應對： 如果目前仍在使用地下水，而非自來水時，務必將地下水樣本，送至專業檢驗所做化學物質及重金屬檢驗，如果發現已被汙染，最好更換成自來水系統，或裝置效率很高的過濾器。

2. 稻米容易受砷的汙染。 稻米是台灣人的主食，也最容易受到砷汙染的食物。因此農政、衛生單位很重視土壤砷含量的檢驗，以確保砷含量合乎安全範圍。此外，糙米雖然比白米來得營養許多，但因含有皮層、胚乳及胚芽，所以如果被汙染到，含砷量也會比較高。

　　你該如何應對： 研究顯示，煮飯時，多加些水分，可以降低砷的含量，以下有 2 種作法可供參考：

A.1 杯米用 6 至 10 倍的水烹煮，煮熟後，最後將水倒掉，可以減少米裡面的 40 到 60％砷濃度。

B.先將米倒入鍋中浸泡一段時間，再用手搓揉，洗淨後再烹煮，一樣可以降低砷含量。

鋁害慢慢來　要小心為上

嚴格說起來，鋁不算是重金屬，而且與前面提到的重金屬不同，較不會有急性中毒疑慮，毒性也不像其他重金屬這麼明確。但有些研究顯示，長期慢性蓄積鋁在體內，仍然和重金屬一樣，有健康危害之虞，尤其對腦部及神經組織的傷害。

學者不斷研究鋁在腦部蓄積與阿茲海默症、巴金森氏症的關聯性，但目前尚未有鐵證證明。但是如果有合理的懷疑，還是謹慎一些較好，要不然，會像 50 年代有人提出抽煙對身體不好，等到數十年後被相關衛生組織確定，時之已晚，很多人已經因為菸害生大病甚至喪命。

專題　　　鋁有哪些來源？又要如何預防？

1.廚房中的鋁。很多人習慣使用鋁鍋烹煮食物，卻忽略了烹煮

酸性食物時，容易將鍋具中的鋁釋放出來。研究顯示，用鋁鍋烹煮含有番茄醬的食物，100 公克的一份食物，會累積 3 到 6 公克的鋁含量。使用鋁箔紙，一樣會釋放出鋁，至於釋放的量，需視食物的酸度及溫度而定。我們有很多機會吃到鐵罐製的罐頭食品，雖然內層塗有一薄膜防止釋出，一樣會有一些鋁滲透過去。

你該如何應對：烹飪時，選擇鋁以外的鍋子，例如：生鐵、不鏽鋼或琺瑯，也盡量不要用鋁箔紙，尤其是烹飪高溫或酸性的食物。至於罐頭中的鋁，根本之道還是少吃罐頭食品，因為除了滲透出來的鋁之外，很多內層的膜也有一些有害的化學物質。

2. **含鋁的日常生活用品。**用來清潔牙齒的牙膏，少部分的牙膏會用到羥基氧化鋁當做磨料，防汗劑、胃藥也會添加鋁，連食用鹽、食用小蘇打粉，為防止結塊，也會攙些鋁。

你該如何應對：防範之道是，盡量選購標示不含鋁的商品，如果沒有明確的標示，詳細看成分，才能避免使用到含鋁的物品。雖然接觸鋁沒有急性中毒疑慮，但是長期慢性暴露，仍有可能導致健康危害的毒性。

我們有辦法應付「毒的世界」

雖然環境汙染情況相當嚴重，也令人擔憂，但不代表我們束手無策。首要做事情，如上文提過的，就是要避免接觸有毒物質，降低毒素侵入體內的機會。接著，是人體本身就存在相當完整的代謝毒物機制，即使你生活在一個再純淨無汙染的環境，身體每天都必須排掉一些代謝廢物，只要肝臟、淋巴系統、腎臟排泄器官功能正常；即使時環境中的毒素，原則上也可以排到體外，唯有重金屬較困難。

只是，這個原理會遇到了 2 個問題，第一是全世界「毒素負荷」，就是就是環境中各種毒素的劑量，越來越大。試著想像一下街道的排水系統，雨勢不大時，水很快就可以排掉，如果遇上百年豪大雨，會超過排水系統的負荷，甚至會淹水，而要繼續比喻，從許多世界權威機構的評估來看，地球目前處在環境汙染的程度，可以用強烈颱風形容。

二是現代人的生活及飲食習慣不好，也沒有養成規律運動，加上睡眠品質不好，壓力重擔沉重，致使身體排毒功能受到阻礙。再用街道排水系統做比喻，排水系統阻塞嚴重，沒有好好清理，不用下豪大雨，一點小雨也會淹水。

排毒可以解決身體毒素嗎？

無論國內外，排毒是一個非常流行的名稱。上網搜尋排毒關鍵字，可以發現幾十萬筆資料，包括各種排毒食物及運動，例如：排毒餐、排毒果汁、排毒水、排毒瑜伽……等，還有包羅萬象的排毒產品及服務，例如：排毒按摩器、排毒磁環、排毒三溫暖、排毒營等，到底這類排毒做法有沒有效果來排除身體的毒素嗎？

排毒在現今社會已蔚為一股風潮，但在主流醫學卻爭議不斷，哈佛醫學院甚至用「可疑」形容。排毒英文是「Detox」，一般西醫會將 detox 觀念用在戒菸、戒酒、戒毒品等方面。

至於用一些方法將身體累積毒素排除體外的方式，雖然目前主流醫學尚未形成一致共識，有越來越多的專家認為，還是有必要採取一些放法提升我們的排毒功能。

當然，第一環是強化自己原有的功能，例如說若排便不正常，體內都有宿便，這樣狀況表示原有一個重要排毒的管道已經產生障礙。所以一定要讓我們正常的排毒機制維持最佳狀態。另外，偶爾需要一些輔助的方法，以下論述可供讀者為參考。

1. **排毒不等於減肥**。雖然採取市面上流行的減肥方法，可以減下體重，但是減肥並不等同排毒，兩者有不小的差異。有人將排毒視為速成減肥，理由是熱量攝取比平常飲食少很多，

但從證據顯示，回復到正常飲食習慣後，被減掉的體重會在
幾週或數月後再度恢復。所以應將減肥視為一種健康飲食、
正確生活習慣的附帶利益。

2. **先做環境排毒**。開始思考如何排除體內毒素之前，首先要拒
絕從環境中的新的毒物進入身體，盡量要從居住及辦公室場
所除掉毒物因子。多項研究顯示，除非是生活在空氣品質惡
劣的地區之外，室內空氣汙染比室外還要來得嚴重；因此，
必須處理室內空氣的污染物質，如果室外空氣也很糟，可考
慮購置空氣清淨機改善空氣品質。

3. **多吃有機蔬果**。有機蔬果的營養素到底有沒有比一般的數過
高，其實是有爭議的，但最值得探討不是營養價值，而是非
有機蔬果所含的農藥、化肥及重金屬，以農藥來講，為什麼
這類撲殺其他生物的化學物質，我們竟然要自行吞入到身體
裡面，如果這樣邏輯的荒謬不夠說服你要吃有機的蔬果，諸
多研究可以參考，證實攝食有機蔬果的人，蓄積體內的農藥
及重金屬比例較低。

4. **好好輔助身體的代謝機制**。身體是有能力將毒素排除體外，
但需靠我們好好輔助。最好的作法是採用天然健康飲食，以
植物性食物為主，如果繼續食用過多含有防腐劑、反式脂肪、
人工色素的加工食物，會加重毒素的囤積及身體排毒的負荷。

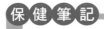

農藥成分的爭議

蔬果低劑量的殘留農藥是不會產生急性中毒疑慮，但不代表長期食用這些毒物對身體不會造成傷害，例如：目前含有機磷的農藥源自二次世界大戰使用的神經毒性，長久下來，恐對神經系統形成障礙。

另外，全球使用最廣的除草劑「年年春（Roundup）」，其中成分嘉磷塞（glyphosate）被證實已進入食物鏈中，飲水及母乳中都有它的蹤跡。而世界衛生組織轄下的國際癌症研究機構（IARC）在 2015 年已將嘉磷塞列為 2A 等級（極有可能致癌物）致癌因子。雖然製造商大力反駁，自認嘉磷塞是很安全的，但仍有不少專家不認同，美國甚至有數百位癌症患者認為之所以得到癌症，與長期接觸及食用使用年年春有關。

而其中一位癌症患者對製造商孟山都提出告訴，2018 年 8 月陪審團決議判孟山都是有惡意敗訴，要公司賠 2 億 8 千九百萬美元（約合台幣 89 億多）給那位患者，雖然孟山都上訴，尚有數百名癌症患者排隊要提告。

泰國一項研究發現，經常食用動物性食物，會使重金屬有更好的生物利用度而吸收較多，反而植物性食物，較不利與重金屬的吸收。有專家分析，全穀類、堅果類、豆類……等植物性食物含有豐富肌醇六磷酸（phytates），會阻礙身體吸收重金屬。另外，蔬果中所含的生物類黃酮（Bioflavonoids）會刺

激身體分泌一些幫助排毒的酵素。

一定要攝取足夠的植物性膳食纖維，如果排便不正常，就可以確定該排除體外的毒素留在體內。飲用足夠的水分也很重要，如果身體脫水，水分不足，將不利毒素排除。

5. **愛惜肝臟**。肝臟是身體最大及最重要的排毒器官，簡單來說，肝臟排毒機制有兩個階段。第一階段是分泌一些降低毒性的酵素，減輕有害物質或成分的危害程度，接著進入第二階段，此時肝臟所分泌的酵素會將剩餘的有害物質或成分轉換成水溶性物質，以利排除。另外，這些酵素還具有抗氧化作用，有利中和毒素。

保 健 筆 記

如何做才能愛護肝臟？

少喝酒。飲酒適量到底會增進健康或危害健康，有不少研究結果牴觸，不過 2017 年美國臨床癌症協會提出警告，喝酒與 7 種癌症有關聯。

避免不必要的藥物。藥物普遍都可能加重肝臟的負荷，如果同時服用好幾種藥物，加乘毒性會比單一藥物來得嚴重。美國食物藥物管理局表示，人口老化後，我們越來越依賴服用藥物；當藥物增加時，健康問題也會跟著嚴重。

保有足夠睡眠。有些研究顯示，睡眠不足與非酒精性脂肪肝有關，因而會影響肝臟功能。

6. **多出汗**。不用懷疑，出汗有排毒、抗老效果，2012 年有一項多元研究分析，一位加拿大學者閱讀過多篇針對汞、砷、鎘、鉛的研究，結論都有提到出汗有助重金屬排毒，理由是皮膚是全身面積最廣泛的排毒器官，藉由大量出汗可以將體內毒素排出體外。為什麼研究人員會建議要多出汗？主要是先進國家的上班族缺少運動，又身處中央空調環境中，因此極少流汗，也就不利毒素的排出。如果大家認定排毒順暢有益於抗老，那麼可以理解為何哈佛醫院說來自瑞典研究發現，定期去三溫暖的人，壽命比較長。

7. **保守考慮適量營養品**。不少人對市售排毒營養品存疑，到底有沒有效果？有些研究顯示，雖然效果不如製造商所言那麼地好，但還是有一定程度的幫助，例如：某些益生菌可以協助重金屬排出體外。這種說法可以理解，因為腸道菌叢的健康，跟人體整體健康及排毒功能有正向關聯。另外，改性柑橘果膠（Modified Citrus Pectin,MCP）、硫辛酸（Alpha lipoid acid）、N- 乙醯基半胱胺酸（N-acetyl-cysteine）、硒（Selenium）、一種名為牛磺酸（Taurine）的胺基酸營養補充品，因含硫成分高，能與體內重金屬產生螯合作用後而排出體外。

雖然以上都有研究實證，但除非已證實你的體內含有過高的化學物質及重金屬毒素，否則吃它沒多大價值，反而過度服用

可能會對身體產生負面效果。總而言之，與其補充營養補充品排毒，最安全的作法是均衡飲食、喝足量的水、規律運動、睡眠充足，啟動及提升身體原本就有的排毒機制。

8. **參加排毒營，學習正確排毒方法**。在國外不少人會參加排毒營，學習正確的排毒作法，短則5天，長則2週，但有用嗎？答案是「也許」，如果你過的是一個高壓生活，常因飲食習慣不好、欠缺睡眠品質、排不出時間運動，以至於無法好好照顧自己身體時，參加排毒營，學習正確排毒及生活方法，不失為一個好選擇。

通常排毒營是透過以下做法，幫助參加者啟動身體原有的排毒機制，讓身體回復正常代謝功能，有效處理囤積體內的毒素，就好像電腦當機時，重新再啟動的過程一樣：

- 會選擇一個遠離塵囂、幽靜環境、有新鮮空氣的場所進行，讓參加者釋放壓力。
- 提供以植物為主的簡單飲食，有一部分是斷食，或是間歇式斷食。
- 喝的飲用水是乾淨水質。
- 提供三溫暖及推拿、按摩服務。

但我要強調的是，結束排毒營的學習，回到原本的生活模式之後，務必要將學到的好方法帶回自己的生活中，身體可以隨時正常啟動代謝機制，排掉不應該留存身體裡面的毒素。

HEALTH

HEALTH

第 **10** 章

你有多久沒接
近大自然了

我們必須一直有新鮮空氣、陽光及好水，
若沒有，沒有人可以擁有健康的身體。
——飛鷹（美國印地安人酋長）

我們都罹患「大自然缺失症」了

有聽過「大自然缺失症（nature-deficit disorder）」？該症狀並非世界衛生組織疾病名單上列出的正式疾病，而是來自美國一位資深記者理查・洛夫（Richard Louv）2005 年著作的《失去山林的孩子：拯救大自然缺失症兒童（Last Child in the Woods： Saving Our Children from Nature-Deficit Disorder）》。

目前，全球約一半人口住在都會區，將自己關進由水泥、鋼鑄建造的住屋中，四周圍繞著各式 3C 產品、螢幕，還有 wifi 訊號。洛夫在書中警告，當小孩在充滿電子產品的環境中成長，常會出現各種身心問題，不只影響孩子，所有人也會因疏遠大自然而產生不少健康問題，例如：憂鬱、肥胖、注意力不集中，甚至高犯罪率都與之相關。

該書問世 10 多年以來，有越來越多證據顯示，我們與大自然脫節後，確實付出了不少代價。即使所吃的食物很健康，睡眠很充足，也有規律運動，但到目前為止，仍然找不到任何一個族群，疏遠大自然後，能夠快樂且長壽。

在一般人眼中，或許能夠住進帝寶豪宅的人，人生地位達到最高峰，但是他們的身心健康，與住在公園旁小公寓的居民相較，其實不見得會更好。

● 科學見證 ●

　　美國有一項針對 10 萬名女性的研究分析，發現住在綠色植物比較多的環境中，整體死亡率比較低。在這項研究中，觀察距離住家 250 公尺的環境中，綠色植物較多的人，死亡率比綠色植物較少的人來得低 12％。

　　進一步分析，居住環境中綠色植物較多的人，癌症死亡率會減少 13％，相關支氣管疾病死亡率會減少 35％，而腎臟病死亡率也會降低 41％。

資料來源：哈佛大學公共衛生學院，2016 年

綠色是基因最原始訊息

　　一定有人會問：「接觸綠色大自然真的有助健康嗎？」從研究結果來看，無庸置疑，居住在綠色植物較多的環境中運動，罹患一些疾病的機率會下降，是因為綠色植物淨化空氣呢？還是有綠色植物附近的地方汙染源本來就少呢？還是會有其他因素與環境中的汙染與毒素無關呢？

　　2017 年來自加拿大的一篇研究，結論與上面〈科學見證〉提到的哈佛大學公共衛生學院研究相同，長期有綠色植物相伴，死亡率會比較低，但加拿大那次的研究卻排除空氣汙染的因素。那麼如果不是空汙減少怎麼解釋呢？結論是個更原始的原因，而是**綠色與人體基因序列有關**。

　　到底綠色與我們基因有什麼關係？到目前為止，科學未必

能夠講清楚它的原因，但是從不少研究來看，確實對身體有巨大影響，例如手術後躺在病房上的病人，如果床位是可以看到窗外綠色植物，比起只看到一面白色牆壁的病人，術後併發症會比較少，住院時間會縮短。

　　一項來自丹麥的研究，結論更是令人驚訝：心臟手術後的病人，即使看不到大自然實景，但是看到大幅的自然畫像或景觀圖片、照片，服用止痛藥的次數會比看不到的病人來得少，研究人員認為是綠色有減輕心理壓力，促進身體復原力的功效。

你被 3C 綁架了嗎？

　　即使科學家無法明確說明確切的原因，看到綠色時，人的身心就會獲得很大的慰藉，尤其是對穩定情緒是及減低憂鬱症發生率。有些專家開始質疑，幾十年來全球性憂鬱症人口激增，是否與越來越多的人居住在看不到綠色植物的環境，以及長期將自己與 3C 產品綁在一起過生活有關。而專家用這個解釋是為什麼手術病人在看到綠色植物後，恢復力較快，縮短住院的主因。壓力會阻礙免疫系統的功能，一旦壓力減輕，免疫系統轉為活躍，療癒能力跟著上升。

　　另外，綠色大自然可能還有一種重大的奧妙之處，雖然我們住在先進都會中，過著高科技生活，但大自然是我們最原始

的母親，而且不限於人類。有一位專門研究獼猴的學者，發現獼猴和人類一樣也有憂鬱症，但是這些有憂鬱症的獼猴，如果生活在大自然中，症狀會比圈養在動物園中有憂鬱症獼猴來得輕微許多，不會有自殘的激烈表現。

● 科學見證 ●

有一項加拿大研究，目的在瞭解只要與大自然做任何接觸，究竟會產生什麼效果？

研究共分 3 組，第一組是讓參與者集中接觸任何與大自然相關的事物，像是在家裡擺上盆栽、柏油路上冒出一朵野花、陽光從窗戶灑進來，甚至是聆聽鳥叫聲；第二組是讓參與者將注意力集中在人造東西上面注意力；第三組是沒有任何要注意的地方。

之後，他們發現，即使時間很短，只要將注意力放在與大自然相關的事物上面，會有很高的愉悅感；除此之外，與他人的感情聯繫也很高，而且要比起其他兩組還要高。

資料來源：英屬哥倫比亞大學積極心理學期刊，2018 年

多與大自然接觸，孩子的身心更健康

隔著玻璃的窗戶看著大自然景觀，會讓身體獲得健康；但走出戶外親近大自然，尤其是直接走進森林，更加有益身心健康。有一項來自日本、韓國合作的研究，發現到森林散步比起在都會區散步，心跳率會下降，自律神經的平衡表現會高出許多，並且焦躁不安的情緒也會變少。

　　歐盟國家有些地區的幼稚園，小孩子是不在教室上課，每天早上都會到鄰近森林報到，風雨無阻。老師不會強迫 4、5 歲的孩子乖乖坐在位置上，學習如何寫字，孩子們每天走進森林，聽蟲鳴鳥叫，觀察多元生物，拾起落葉、樹枝，觸摸樹幹。除了自然科學，老師還會用數葉子、樹木方式教導孩子學習數學，而採用這種自然教學法的幼稚園，他們發現孩子的身心健康越來越好，而且有助未來的學習。其實，接觸大自然對我們心裡有如此重大正面影響，英國政府曾經宣布：「**與大自然接觸提供了療癒精神疾病的一種新方法**」。

專題　　　　　　　**走出戶外，親近大自然**

　　走入森林並不容易，但在時間有限的情況之下，有些方法可以讓我們與大自然緊密相連，提供給大家參考：

1. **在住家或辦公環境中擺放些許植物**。即使住在都會中，住家或辦公環境都可以擺些耐久、耐放，不用花太多時間整理的小盆栽。

2. **每天給自己親近綠地的時間**。找找看住家或辦公環境有沒有綠地，例如：小型公園。每天花上個十分鐘溜一下，做個深呼吸，放鬆身心。

3. **親自栽植植物**。找找看住家或辦公環境中有沒有空間，例如：陽台、前院、後院、大廈公共花園……等，可以用木製的小箱子種一些綠色植物或香料植物。

4. **每個月安排一次在大自然中漫步機會**。台灣擁有豐富山林資源，而且這些山林又緊臨都會區，因此我們有非常多的機會，可以在大自然中漫步。不妨，每個月安排一天走入山林漫步、健走。除了到山中散步以外，還需靜下心來觀賞及聆聽大自然風光。

5. **住家或辦公室掛上大自然圖畫或照片**。研究顯示，大自然圖畫或照片洗滌身心效果，即使不如直接接觸真的植物或走入大自然，但仍然具有平衡情緒，以及提高大腦智能的效果。

6. **電腦桌面、手機頁面使用大自然圖像**。如果你每天都離不開3C產品，可以放些大自然圖像在螢幕上，或播放錄製蟲鳴鳥叫、流水潺潺、風雨飄落大自然聲音的數位檔，有助身心放鬆。有一項研究發現，即使聽到的是來自電子產品大自然的錄音檔，對經歷過情緒緊張的事情，有助於讓情緒恢復平靜，與看到大自然景觀的效果一樣。

　　大家一定都聽過溫室效應（greenhouse effect），也相信未來會看到越來越多與綠色效應（green effect）相關的研究。

超時使用 3C，危害身心

不少研究證實接觸大自然有助身心發展，但 3C 產品普遍應用後，會提高憂鬱症發生率，以及造成人與人之間的疏離感。美國聖地牙哥州立大學研究發現，青少年（尤其是女性）如果每天花幾個小時在手機、電腦或平板電腦上，將會有憂鬱傾向及輕生念頭。

另外，有其他研究發現，長時間與 3C 產品為伍，會缺乏同理心及利他主義思想，美國梅約醫學中心醫師建議，兒童、青少年使用 3C 產品的時間，應限制在每天 2 小時以下，也警告超時會對身心健康產生嚴重後遺症，包括：肥胖問題、睡眠障礙、行為不正、暴力傾向、及學業不佳。

● 科學見證 ●

根據一項國際研究，每天花在 3C 產品（電腦、電玩、網路）的時間，超過 4 小時以上，罹患心肌梗塞、中風而死亡的機率；會比少於 2 小時的人多出 1.3 倍，除了中風以外，造成的死亡風險也會提高 50％，無論有沒有運動，結果都呈現一致性。

資料來源：美國心臟病學院期刊，2011 年

大自然三寶缺一不可

　　人類將自己關在室內，自認與大自然隔離可以勉強生存，事實並非如此。沒有大自然為伴，生命無法存活，即使只有幾分鐘完全隔離，生命都會殞落；地球萬物必須依賴空氣、陽光及水而活，不是嗎？幾週不進食，身體雖然虛弱，尚不至於致命；幾天沒水喝，生命唯恐不保；但是幾分鐘沒有氧氣，就會跟世界告別。

　　太陽要是突然消失了，地球會變成漂在太空冷冰冰沒有生命的一大塊石頭。生活在先進的台灣，不必太擔心會缺這「大自然三寶」：空氣、水及陽光。不過諷刺的是，我們有足夠這「三寶」維生，但因為多重因素，在我們日常生活中，多數人卻完全沒有發揮其對健康該有的功能。

小心皮膚變成「水果乾」

　　地球 71％是水，幾乎都由水覆蓋。可是地球上有不少國家的人民要取得飲用水，是十分艱辛的事；而在台灣，大部分地區的民眾都能輕易取得飲用水，打開水龍頭後，要有多少水，就有多少。但諷刺的是，我們取得飲用水非常方便，但多數的人卻喝得不夠。水是生命存活的關鍵因子，為了維繫身體健康，

我們必須重視水分攝取。

身體65%是水，長期沒有足夠的水分會引起一連串的問題，例如：細胞無法製造能量、淋巴系統排毒受阻、皮膚及結締組織會乾掉。另外，急性脫水會引起嚴重的問題，包括：痙攣、血栓、腎臟受損、中風，甚至死亡……等急症。有部分急性脫水的原因與疾病有關，例如：糖尿病、腎臟病、嚴重腹瀉等；還有在大太陽底下活動，沒有補充足夠的水分，也可能導致急性脫水。其實，急性脫水不會經常發生，對多數人而言問題不大，我們要關注的是對健康具有長遠影響的慢性脫水。

什麼是慢性脫水？

一般人認為只要每天喝進身體裡面的水，足以維持生命，不出現嚴重脫水症狀，就是水喝夠了。但從長期健康觀察，如果我們是帶著這種觀念喝水，並不容易維持一個較理想的健康狀態。慢性脫水會引起的問題不少，以下是常見的，提供給大家參考。

1. **肥胖**。有人會覺得沒有吃很多東西，怎麼會胖起來，可能是水喝得太少。沒有足夠的水分，身體代謝會變得緩慢，也會阻礙脂肪消化能力，身體會慢慢變胖。
2. **皮膚變差**。我們的皮膚與結締組織需要水分滋潤，水分攝取

不足，皮膚會變乾躁，沒有光澤。另外，慢性脫水也是滿臉青春痘的原因之一。

3. **引起消化道問題**。整體消化系統的功能運作，全部仰賴充足水分，例如：分解蛋白質、澱粉類食物時，需要足夠的水分，才能分解及消化；身體對於礦物質、維生素的吸收，同樣也需要有水分的協助。如果長期慢性脫水，也會引起便祕。

4. **肌肉無力、抽筋及關節疼痛**。慢性脫水會造成體內鹽分、電解質不平衡問題，並引起肌肉功能欠佳或抽筋情況。另外，做為關節緩衝撞擊力的組織液，也是需要充足水分的供應。

5. **腦部功能欠佳**。大腦要正常運作，需要足夠血液，但因慢性脫水關係，腦部供血量變少，功能會下降，導致注意力不容易集中。有針對青少年的研究，發現即使是輕微脫水，僅僅總體重的 1％ 至 2％，就會出現嚴重的認知功能的緩慢。據研究，慢性脫水有時候也還會引起頭痛。

6. **過敏現象**。很多人不瞭解慢性脫水也會出現過敏，因為水分不足時，身體會分泌一種稱做「組織胺（Histamine）」的物質，目的是節省體內水分流失，類似交通警察，會指揮水分流到最重要的部位，但組織胺也會引發類似過敏症狀，當有人出現過敏時，醫師會開立抗組織胺藥物，降低過敏反應。

7. **引起腎結石**。腎臟每天都會從血液中抽取 2 公升廢物，如果

水分不足，廢物的濃度會提高，而且腎臟負荷將會更為吃力，另外，廢物中所含的礦物質濃度也會升高，有機會結塊，就是腎結石。

8. **會有口臭**。唾液裡面有一些抗細菌生長的成分，會減少口腔中細菌數量；但脫水時，唾液不足，會有口臭，也可能引起蛀牙。

9. **增加疼痛敏感**。日本研究發現，有慢性脫水的人，大腦反應疼痛的部位，腦波較容易活躍，因此較不能忍受疼痛。

10. **喜歡吃甜點**。肝臟有時候會釋出儲存的肝醣，提供給身體做為能量之用，但肝臟這個功能需要足夠的水分，如果有慢性脫水，肝臟無法順利把肝醣分解成葡萄糖，進入血液中供身體使用，因此身體很想吃甜食，以補充身體需要的糖分。

　　這些慢性脫水的症狀不但會讓人處在身體亞健康的狀態，長期下來也會引起早衰現象。

● 科學見證 ●

　　有一項英國及比利時合作的研究發現，脫水時開車，身體反應與喝酒開車時的狀態，呈現一致性。研究人員表示，這是脫水時反應時間會變慢，精神集中力會變差的關係。

資料來源：生理學和行為學期刊，2015 年

你需要多少水？

身體所需要的水分比你想像中多出許多，但我們常常喝不夠。依據美國營養學權威單位「美國營養學院會（Academy of Nutrition and Dietetics）」建議的基本飲水量，每日男性平均需要喝到 3.7 公斤的水，約是 7 杯 500c.c 水量，而女性平均需喝到 2.7 公斤的水，約是 5 杯 500c.c 水量。雖然每個人的喝水量會因體重、活動量、氣候不同略有不同，但前提是一定要喝到足量的水。

如何知道自己喝得水夠不夠？有 2 種方式可以判定。一是**看尿液顏色**，最佳狀態是呈淡黃色，類似稻草色；如果顏色變深，表示身體水分有限，不願意釋放出來關係。二是康乃狄克大學（University of Connecticut）提供的方法，**當膀胱尿液排盡後，再依據個人體重喝水，每公斤需喝 11c.c 的水**。以 70 公斤為例，需喝 770c.c 的水，約 3 杯水量，1 小時過後，再看一下所排出的尿液是多少，如果所排出的尿液不到 1 杯，即有可能有慢性脫水現象。

細胞維持正常運作，最重要元素就是水。若長期處在慢性脫水狀態下，細胞會建立一個動態平衡，即使這種「脫水平衡」不健康，仍可以讓細胞繼續運作。若開始供給足量的水，建立的動態平衡被破壞，瞬間細胞內的電解質、礦物質被稀釋，因

此會傳訊息至腦部要把這些「多」的水分往身外排，所以會勤跑廁所。開始喝夠水，需要給身體 3 到 4 週的調整時間。

● 科學見證 ●

　　有一項研究發現，喝足量的水會提高燃燒脂肪能力，當喝到 500c.c 的水，代謝率會提高到 25％，（有些研究證實高達 30％），喝水 10 分鐘後，代謝速率會開始增加，30 至 40 分鐘時會到達極限。

　　該項研究中，有些肥胖小孩透過每天喝足量的水，在 8 週內甩掉的體重相當可觀。有人說喝水會減重，是水有飽足感，會減少食慾，同時因喝水關係，會替代有熱量飲品的攝取，因而造成體重下降。但研究人員發現以喝水減肥而言，其他這些因素不是最主要，還是喝夠水後，引起代謝變化所致。

資料來源：臨床與診斷研究期刊，2013 年

難道非牛飲不可嗎？

　　大家都很忙，該如何在百忙中攝取足夠的水？若依照美國營養學會建議的飲水量，可能有些人很難達成，但好消息是：從天然蔬菜、水果中攝取到的水分也算數。專家表示，我們約可自蔬果中攝取到 30％水分，當然，若妳日常蔬果攝取不多，就不算數。以下提供幾項讓身體足量喝水的方法，可常保年輕與活力：

1. 每天不斷飲用少量小口的水。應該在身邊帶著水壺，一想到

就喝到 1、2 口水，會比一次喝大口的水來得容易吸收。

2. **喝些無咖啡因茶或水果水**。如果覺得單一喝水有些無趣，不妨泡杯無咖啡因茶或水果水，例如：洋甘菊茶、菊花茶、薄荷茶等飲品。這些飲料由於是草本植物，除了高含水量外，還會釋放對身體健康有益的物質。另外，也可切些檸檬片放進白開水搭配來喝。但需注意，長期喝檸檬水，可能會侵蝕牙齒琺瑯質。

3. **提高飲食中蔬菜、水果的攝取量**。這是一個可以提高攝取水分及維生素、礦物質、抗氧成分的好方法，例如：常吃番茄、小黃瓜、高麗菜、花椰菜、芹菜、紅椒、西瓜、哈密瓜、紅甜椒……等含水量超過90％的蔬果，可以攝取到豐富的水分。

4. **重新挑選零食種類**。一般人最愛吃的零食是洋芋片、巧克力等加工食物，但這些食品水分含量低，因此最好是重新挑選零食種類，例如：水果、植物性優酪乳、精力湯、沾醬切片小黃瓜（胡蘿蔔、西芹），水分會比較多。

5. **用餐時多喝湯**。華人飲食習慣多半會喝湯，但隨著飲食改變，喝湯機會越來越少，不妨提高喝湯次數，尤其是多喝一些蔬菜湯。

我們都變成「吸血鬼」?

　　人類在地球上生存已有數十萬年,大部分的時間都是在太陽底下進行戶外活動,但過去20、30年來,陽光突然被妖魔化,成為皮膚提前老化、皮膚癌、白內障的禍首。自此,我們變成與吸血鬼一樣,是「見光死」的同類;步出家門,走到戶外時,不但全身包緊緊,還會塗抹防曬油、撐把傘阻擋陽光。哈佛附屬醫院皮膚科主任羅伯特 • 斯特恩醫師(Dr. Robert S. Stern)將這類全身防護者給了一個「陽光恐懼症者」封號。

　　其實,多數的現代人根本不用刻意躲避曬太陽,因為現代人工作及娛樂都待在室內,難得有機會曬到太陽。目前有越來越多研究顯示,適度曬太陽不但沒有害處,而且有益身心健康,所以不少醫師及專家開始改變而建議要**做適度的陽光暴露**。

　　在英國,有一些不同單位的組織,包含:英國皮膚科協會、英國癌症研究協會、英國糖尿病協會……等,都提出建議人類為了維持健康,必須要曬太陽,但是每次時間不要太久。

放下陽傘預防疾病

　　曬太陽最大的效果是可以產生維生素 D。其實將維生素 D 歸類為維生素算是很勉強,因為它的效果比較類似荷爾蒙,扮

演多種角色及功能，例如：讓骨頭及牙齒可以順利吸收到鈣，以及調節免疫系統……等。

　　為什麼曬太陽會產生維生素 D？當陽光曬到皮膚後，皮膚層的特殊膽固醇會出現反應，會先送達肝臟，最後到達腎臟，再轉換成身體可以利用的重要元素。究竟維生素 D 會對身體帶來哪些益處？

1. **預防部分慢性病**。依據一些流行醫學研究發現，維生素 D 不足與不少慢性病相關，例如：癌症、心臟病、糖尿病、高血壓、免疫系統疾病、多發性硬化症、精神性疾病等。2015 年有一項針對台灣 3 千名上班族的調查研究，發現 84％的人維生素 D 屬於不足，44％的人是嚴重不足。另外，發現維生素 D 濃度低的人，代謝症候群會高出 1.5 倍。

2. **維持骨頭健康、堅硬度**。不少人以為維持健康骨頭要靠鈣，實際上維生素 D 同樣重要，甚至更為重要。身體要使用鈣，必須要得到維生素 D 的輔助，當維生素 D 濃度充足時，所要補充的鈣量將會降低。有一項台灣的研究發現，從中年女性到更年期之後的女性，維生素 D 不足及嚴重不足的比例高達 86.6％。這些人經常會面臨骨質疏鬆的問題，所以曬太陽補充維生素 D 的作法變得格外重要。

3. **調節血壓**。前文有提到，台灣上班族缺乏維生素 D 的比例很高，致使罹患高血壓比例比維生素 D 濃度正常的人高出 1.7

倍，但該項研究並未說明為什麼充足的維生素 D 有降血壓效
果？或許與鈣的吸收有關，因為鈣是調節血壓的重要礦物質，
而維生素 D 具有促進身體吸收鈣的重要功效。

4. **改善睡眠**。睡眠品質的良好與褪黑激素（melatonin）息息相
關。研究顯示，白天照太陽，尤其是早上曬到太陽，有促進
褪黑激素正常的分泌量，白天眼睛接觸光線時，到了夜間，
褪黑激素分泌增加，有助睡眠。

5. **調節體重**。有一項研究發現，若要實施減肥，體內維生素 D
濃度越高，減重計畫越成功，尤其是會減掉腹部脂肪。另外
研究顯示，年紀稍大的女性，若維生素 D 不足，體重會偏重。

6. **幫助穩定情緒**。據研究維生素 D 會協助血清素分泌，血清素
是一個很重要的神經遞質，如果分泌不足會提高憂鬱症發生
率。曬太陽可以生成維生素 D，提高血清素分泌，避免憂鬱
症的發生，同時會對提高大腦智能有幫助。

● 科學見證 ●

　　美國一項研究發現，維生素 D 會降低乳癌發生風險。該研
究主要是透過長期追蹤 3 萬名 43 至 69 歲女性的健康狀態，其中
發現維生素 D 濃度最高的女性比起濃度最低的會降低 43％的乳
癌風險，且是集中 60 歲以上更年期後的女性，研究人員並沒有
追蹤發生原因，但認為與更年期前、後期荷爾蒙分泌濃度高低差
別相關。

資料來源：癌症流行病學 · 生物標誌物和預防期刊，2005 年

把太陽給吞下去有用嗎？

　　毫無疑問，在太陽下過度曝曬皮膚老化，也會提高皮膚癌發生率；既然如此，為什麼不乾脆直接補充維生素 D 錠或添加維生素 D 食物就好，這樣不就不用擔心曬太陽所帶來的健康危害？不過，目前已經有初期研究，顯示透過服用維生素 D 錠所產生的維生素 D，與曬太陽轉化成的維生素 D 是不盡相同。

　　哈佛醫學院安東尼 · 科馬羅夫（Dr. Anthony Komaroff）教授表示，維生素 D 錠有預防骨質疏鬆症效果，但目前研究尚未發現，對於預防心臟病、癌症作用有同樣顯著的效果。而曬太陽所帶來的改善情緒、增進大腦智能及促進內分泌系統的益處，而目前的研究無法證實透過維生素 D 錠達到相同效果。

● 科學見證 ●

　　維生素 D 錠除有預防骨質疏鬆症效果之外，尚有影響免疫功能。日本有一項針對季節性流感高峰期間，服用維生素 D 錠是否能預防流感的研究。該項研究追蹤 346 個孩童，一半的人有吃維生素 D 錠，一半的人是吃安慰劑，結果發現有吃維生素 D 錠的人，當年感染流感的人數比吃安慰劑的人數少了一半。

資料來源：美國臨床營養學期刊，2010 年

紫外線 A、B、C 效果不同

　　到底要如何接觸陽光，讓陽光成為抗老、延壽好夥伴，而非風險？提供以下建議做為參考。

1. 瞭解陽光屬性。 陽光要產生維生素 D，需要紫外線的協助，但是一天之中的紫外線來源，依照波長共有 3 種，分別是長波紫外線 UVA、中波紫外線 UVB、短波紫外線 UVC，其中 UVA、UVB 會穿過臭氧層到地球，過度暴露這 2 種紫外線，是會對皮膚產生傷害。不過，唯有 UVB 會產生維生素 D，而且適度接觸，反而有助身體的健康。

為什麼要強調適度接觸陽光？因為晴天不是天天有，也非太陽一升起，就會出現 UVA、UVB。只有在天氣放晴時，太陽升過地平線約 35 度以上，不同性質的輻射線才會照射到地球上。越接近中午，UVB 就越強，到了下午 3 點以後，太陽輻射線照射地球的系數減弱，此時 UVB 逐漸消失，只剩下 UVA，也就是說，如果是下午 3 點半以後，才開始曬太陽，即有可能只是曬到對皮膚造成傷害的 UVA。

一天當中究竟是幾點到幾點之間會有 UVB？沒有標準答案，會隨著緯度、季節有所不同，夏季 UVB 時間比較長，冬季會比較短，台灣緯度為 23.6978 度，一年四季都會有 UVB，只是時間長短而已。

緯度超過赤道 35 度以上的國家，部分的日子就沒有 UVB，例如：美國波士頓每年 11 月至隔年 2 月，就完全沒有 UVB；紐約每年 10 月至隔年 3 月，也一樣如此。

有些 APP 會顯示太陽角度，可測到 UVB 是否照射到地球，但更簡單的方法是直接查看紫外線指數，當指數顯示 3 到 4 時，就會有 UVB，原則上指數越高，UVB 比例就越強。

2. **挑選暴露陽光時間**。有人會說中午陽光很毒，但這樣講只對一半，時間久才有問題，反而紫外線強，若把暴露時間縮短，對皮膚的傷害會降低。舉例，在上午 9 點半，感覺太陽沒這麼強，但是 UVB 相對較弱，你必須暴露較久的時間才能產生維生素 D，但因為那個時候 UVA 也有，所以你曬久，就會有曬傷皮膚的狀況。我們的目標是要在最短的時間內曬到的 UVB，以利皮膚產生足夠維生素 D，所以有時候會選擇紫外線強，暴露時間短，為最佳。

3. **瞭解個人皮膚屬性**。皮膚接觸陽光後，究竟會產生多少的維生素 D，與個人膚質有相關。檢查一下你的皮膚屬性，膚色偏白、細嫩，維生素 D 的產生速度會越快，但也容易曬傷，膚色偏深、粗糙，維生素 D 的產生速度越慢，越不容易曬傷。所以皮膚偏白、細嫩的人，一定要縮短曬太陽的時間，避免皮膚曬到紅腫，甚至脫落。另外要注意的是，若皮膚出現一點點發紅程度，都代表已經曬得過度。

4. **選擇性暴露**。全身皮膚暴露陽光的面積越多，產生維生素 D
   的濃度越高，你可以穿短袖、短褲，將全身 30 至 40％面積暴
   露在陽光底下，這是最理想的狀況。另外，臉部、脖子的皮
   膚比較薄，長期暴露太陽下容易曬傷，可以塗抹防曬油或戴
   頂帽子。

5. **檢測維生素 D 濃度**。到底維生素 D 濃度夠不夠？不要用猜的，
   可以透過抽血檢測清楚瞭解維生素 D 的指數。美國知名的內
   分泌科協會曾經發表建議報告，顯示最低為 30ng/ml，且不分
   年紀的最佳指數為 40 至 60ng/ml。不過，少數專家認為低於
   30ng/ml 仍可以接受，但大部分專家同意 30ng/ml 是合理範圍，
   同時建議必須考慮年紀，因為年紀越長者，身體產生維生素
   D 的功能會越低。

6. **補充維生素 D 錠**。對每天待在辦公室的上班族來說，很難曬
   到 UVB，因為工作時間剛好是太陽最充足時刻，要獲取維生
   素 D，只有補充維生素 D 錠一途，但前文有提到補充維生素
   D 錠，產生維生素 D 效果可能不如曬太陽。最務實作法是雙
   管齊下，補充維生素 D 錠外，利用周末放假日，多到戶外也
   曬到一點太陽，可以補充到足量的維生素 D。如果真的無法
   到戶外曬太陽，至少據研究，維生素 D 錠可以預防骨質疏鬆，
   對於步入中老年的人來說，不失為避免骨質疏鬆的方法之一。

國家圖書館出版品預行編目 (CIP) 資料

閔傑輝的健康解碼 / 閔傑輝作 . -- 初版 .
-- 新北市 : 文經社 , 2019.03
　　面 ；　　公分 . -- (Health ; 16)
ISBN 978-957-663-773-5(平裝)

1. 健康法

411.1　　　　　　　　　　　107023416

文經社

Health 016

閔傑輝的健康解碼

原　　　　　著 ─ 閔傑輝
責 任 編 輯 ─ 謝昭儀
封 面 設 計 ─ 比比司設計工作室
版 面 設 計 ─ 洸譜創意設計股份有限公司
印　　　　　刷 ─ 韋懋實業有限公司
主　　　　　編 ─ 謝昭儀
出 版　　社 ─ 文經出版社有限公司
地　　　　　址 ─ 241 新北市三重區光復一段 61 巷 27 號 11 樓 A（鴻運大樓）
電　　　　　話 ─ (02)2278-3158　(02)2278-3338
傳　　　　　真 ─ (02)2278-3168
E ─ m a i l ─ cosmax27@ms76.hinet.net
法 律 顧 問 ─ 鄭玉燦律師電話─ (02)291-55229

發　　行　　日 ─ 2019 年 3 月初版
定　　　　　價 ─ 新台幣 380 元